生育力保护丛书

避孕
改变一生

蔡玉群　徐世旺
[德]　伊丽莎白·莱特-宝拉
◎编著

浙江科学技术出版社

图书在版编目（CIP）数据

避孕改变一生 / 蔡玉群，徐世旺，[德]伊丽莎白·莱特-
宝拉编著. — 杭州：浙江科学技术出版社，2020. 3
（生育力保护丛书）
ISBN 978-7-5341-7791-0

Ⅰ. ①避… Ⅱ. ①蔡… ②徐… ③伊… Ⅲ. ①避孕-
基本知识 Ⅳ. ①R169.41

中国版本图书馆CIP数据核字（2017）第174118号

丛 书 名	生育力保护丛书
书 名	避孕改变一生
编 著	蔡玉群 徐世旺 ［德］伊丽莎白·莱特-宝拉

出版发行 **浙江科学技术出版社**
杭州市体育场路347号 邮政编码：310006
办公室电话：0571-85176593
销售部电话：0571-85062597
网 址：www.zkpress.com
E-mail：zkpress@zkpress.com

| 排 版 | 杭州兴邦电子印务有限公司 |
| 印 刷 | 浙江新华印刷技术有限公司 |

开 本	710×1000 1/16	印 张	12.75
字 数	184 000		
版 次	2020年3月第1版	印 次	2020年3月第1次印刷
书 号	ISBN 978-7-5341-7791-0	定 价	58.00元

责任编辑 唐 玲 方 裕 **责任校对** 赵 艳
责任美编 金 晖 **责任印务** 田 文

序 言

　　避孕与生育常与人们的心理、生理、人口素质、生命质量、婚姻、家庭、事业等联系在一起，是人类必不可少的话题。由于避孕与性密切相关，因此会蒙上神秘、好奇和朦胧的面纱。

　　如果科普宣教将生理、孕育与避孕相结合，让读者在学到许多健康知识的同时，还能用这些健康知识来规范和自律相关的生活行为，那就真正体现出了科普宣教的真谛。

　　本书正是在这种思想指导下编写的，是一本科学性、针对性、实用性和可读性都很强的科普读物。本书的编著者均是国内外计划生育和生育力保护领域的专家，长期从事与避孕、生育相关的研究工作，科研成果颇丰。本书的部分卡通插图出自作者徐世旺先生之手，可谓难得。

　　总之，本书通过通俗易懂的文字和精美的插画来讲述科学避孕的知识，完全区别于教科书式或问答式的同类图书，可谓独树一帜，读者受益点较多。本书对育龄夫妇和青春期孩子都有实际的指导与教育作用，也可作为妇幼保健、避孕研究与临床应用人员的参考资料。

　　书稿完成后，我有幸先睹为快，颇感惊喜。于是，不揣冒昧，乐为是序。

主任医师、教授、博士生导师
原浙江大学医学院附属妇产科医院院长

2019 年 6 月

前　言

在翻开书本之前，请大家一起思考一个问题：对于育龄女性来说，开车和两性关系相比较，哪个更重要？毫无疑问，绝大多数女性会回答："两性关系更重要啊！"每个人考驾照都必须花费两三个月的时间和精力，而涉及两性关系的时候，由于很多人不愿意或者没有渠道去学习和掌握相关技能，因此导致意外怀孕和人工流产泛滥！

调查数据显示，我国每年有超过 1300 万人次的人工流产手术，位居世界第一。人工流产是当前不孕不育高发的主要原因之一。大量的人工流产不但严重伤害我国女性的身体健康和生育力，客观上也造成医疗资源和社会财富的巨大浪费和损失。

事实上，我国各级政府和医疗专家都十分关注和重视人工流产泛滥的现象。2016 年修订后的《中华人民共和国人口与计划生育法》规定，要"针对育龄人群开展人口与计划生育基础知识宣传教育"，并"鼓励计划生育新技术、新药具的研究、应用和推广"。2016 年 8 月，国务院颁发的《"十三五"国家科技创新规划》也明确要求"创新避孕技术，解决我国当前避孕节育的突出问题"。

通过多年的深入研究，研究人员发现避孕失败的根本原因是，普通民众对女性生理知识和避孕知识的严重匮乏。例如，绝大部分人错误地认为月经结束后一个星期是安全期，排卵发生在第 14 天；许多人长期采用体外射精、计算安全期等不科学的避孕方式，这些都是导致意外怀孕的重要原因。

普及生殖健康知识是减少意外怀孕和人工流产泛滥的根本出路。为此，我们于 2016 年年初引进了德国 MFM 生育力保护中心的课程。

本书是女性生育力保护项目的一个重要组成部分，目的是通过客观全面地普及女性月经周期和各种避孕方法等知识，使每个成年人有能力根据自己的需求、意愿和价值标准，自主地做出负责任的避孕选择。这种基于准确和全面的信息了解所做出的"知情选择"才是最好的避孕选择。

本书的内容是中德两国资深妇科医生 30 多年来临床经验的总结。作为一本科普书，我们尽量采取生动有趣、浅显易懂的语言陈述相关知识，既适合育龄女性和夫妻阅读，也适合妇科医生、妇幼保健和计划生育工作人员当作避孕科普书使用。

男女之间的"性福"是幸福生活的重要组成部分，做好安全健康的避孕措施是保护女性生殖健康和享受"性福"的重要前提。驾驭和享受"性福"不是与生俱来的天赋，而是需要每个成年人刻意地花时间和精力去学习和掌握的一项生活技能。我们希望这本书可以为你的"性福"保驾护航！

祝你阅读愉快！

蔡玉群、徐世旺、
［德］伊丽莎白·莱特－宝拉
2019 年 8 月

目录
CATALOG

第一章
你不知道的身体秘密
001

第一节　生命的等式……………………………002
第二节　生命的舞台……………………………006

第二章
月经周期秀
015

第一节　无聊的舞台剧…………………………016
第二节　精子历险记……………………………018
第三节　周期秀第一阶段：雌激素主演………021
第四节　周期秀第二阶段：孕激素主演………044
第五节　大结局 or 小结局 ……………………053

第三章
月经周期的波动及干扰因素
059

第一节　来自大脑总指挥的警告………………060
第二节　月经周期一定是 28 天吗 ……………061
第三节　月经周期不同阶段的特点……………062
第四节　女性什么时候会怀孕…………………064
第五节　二次排卵的无稽之谈…………………070
第六节　有月经却无排卵的周期………………071
第七节　黄体功能………………………………073
第八节　排卵期出血……………………………076
第九节　排卵性腹痛……………………………077
第十节　闭　经…………………………………078

0 7 9

第四章
避孕的本质

第一节　避孕的本质：破坏生命的等式………080
第二节　如何理解避孕方法的可靠性…………083
第三节　如何选择避孕方法……………………085

0 8 7

第五章
现代自然避孕法

第一节　自然避孕法的发展历史………………088
第二节　什么是自然避孕法……………………090
第三节　宫颈黏液观察法：雌激素信号………092
第四节　基础体温法：孕激素信号……………099
第五节　子宫颈口位置的变化规律……………102
第六节　症状体温法……………………………104
第七节　智能自然避孕技术……………………108
第八节　哺乳期闭经避孕法……………………114
第九节　常见的自然避孕误区…………………116

1 2 3

第六章
避孕套

第一节　避孕套的正确使用方法………………124
第二节　使用避孕套的注意事项………………125
第三节　为什么戴避孕套还会意外怀孕………126
第四节　戴避孕套能预防艾滋病吗……………127
第五节　避孕套也有副作用吗…………………128

1 2 9

第七章
杀精剂

第一节　杀精剂的使用说明……………………130
第二节　使用杀精剂的优缺点…………………131

133

第八章
避孕药
（激素避孕法）

第一节　什么是激素……………………………134
第二节　短效避孕药……………………………138
第三节　避孕药的副作用………………………147
第四节　长效避孕药……………………………157
第五节　其他激素避孕法………………………158

163

第九章
紧急避孕药

第一节　紧急避孕药的原理……………………164
第二节　为什么紧急避孕药不能作为常规
　　　　避孕方式………………………………166
第三节　紧急避孕药的副作用…………………167
第四节　服用紧急避孕药后多久来月经………168

169

第十章
避孕环

第一节　避孕环的种类…………………………170
第二节　避孕环的原理…………………………171
第三节　避孕环的副作用………………………173
第四节　避孕环的常见问题……………………174

177

第十一章
结　扎

第一节　女性输卵管结扎………………………178
第二节　男性输精管结扎………………………180

第十二章
人工流产

183

第一节　什么是人工流产……………………184
第二节　无痛人流……………………………186
第三节　药物流产……………………………187
第四节　人工流产对女性的危害……………189

后　记………………………………………193
参考文献……………………………………194

第一章

你不知道的身体秘密

德国数十年的成功科普教育经验告诉我们：人们只会保护自己宝贵的东西！因此，女性应该先学会正面理解自己的身体，并接纳和热爱自己的身体，有了这个基础，我们才会自觉地想办法保护自己的身体。

本章内容将为你揭开女性身体的神秘面纱。这里有许多你之前不知道的秘密。

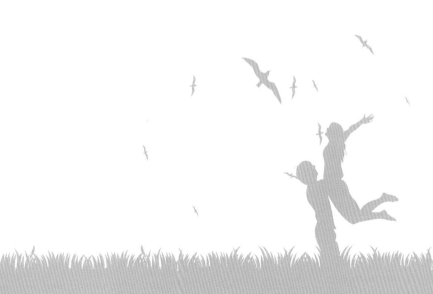

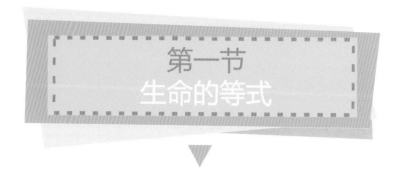

第一节
生命的等式

精子＋卵子＝宝宝

　　大家都知道，男性的精子和女性的卵子结合后会孕育出新生命，即：精子＋卵子＝宝宝。这是一个很简单的等式，却是人类最重要的等式！假如没有它，人类就不会存在了。因此，我们给它起了一个特殊的名字：生命的等式！

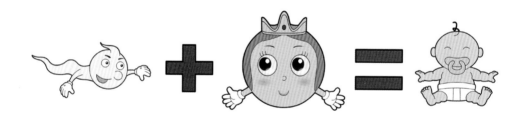

精子——个头小，能量大

精子——每秒钟产生1000多个

　　你家里或者你的亲戚朋友家里有没有一两岁的男孩？请猜猜：他会有精子吗？答案是否定的。事实上，男孩只有进入青春期后才会产生精子。

　　青春期以后，男性就会不停息地制造精子，一秒钟能产生1000多个精子！一天就会产生 8000 多万个精子！因此，从理论上讲，男性"终身"具备生育能力。也就是说，从平均年龄 14 岁第一次遗精开始，一直到最后一次射精，男性都具有让女性怀孕的能力。

　　精子加工区域位于睾丸内部，由许许多多细长而弯曲的曲细精管组成。它们呈扇形分布，这样就产生了一个面积巨大的加工区。如果将弯曲的曲细精管拉伸开来，其加起来的总长度竟然有好几百米。

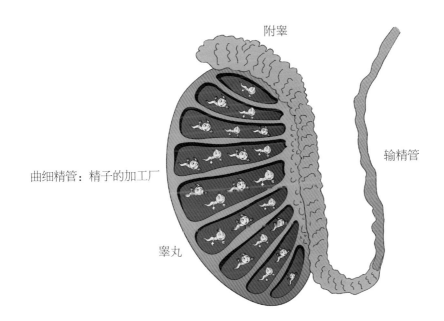

附睾

输精管

曲细精管：精子的加工厂

睾丸

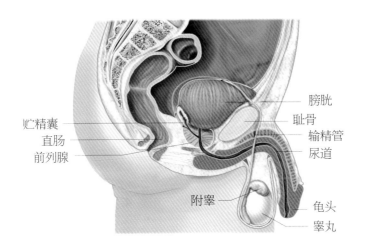

贮精囊

直肠

前列腺

膀胱

耻骨

输精管

尿道

附睾

龟头

睾丸

精子的组成部分

精子的个头很小，长度仅为 0.05 毫米，人们只有通过显微镜才能观察到它。

精子由头部、主体和尾部三部分组成。精子头部有包含遗传基因的细胞核，即染色体，珍藏着新生命一半的遗传基因。精子头部的最上方戴着一个神奇的"帽子"——顶体，它由多种特殊溶解酶组成，可以帮助精子穿过坚硬的卵子外壳。精子的主体部分是线粒体，为精子尾部提供动力。

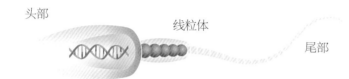

头部　　　　线粒体　　　　尾部

爸爸决定孩子性别

精子分为带有 X 染色体和 Y 染色体两种不同类型，称为 X 精子和 Y 精子。X 精子与卵子结合就会生女孩，而 Y 精子与卵子结合则生男孩。因此，是爸爸决定了孩子的性别，而不是妈妈！

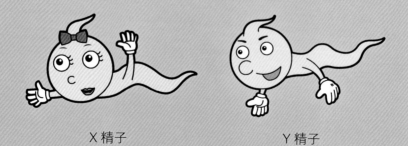

X 精子　　　　　　　　Y 精子

卵子——稀有而珍贵

与男性可以无限量供应精子不同，女性身体所提供的卵子是稀少的珍品！

成熟的卵子个头为 0.1 毫米，大小跟圆珠笔的笔尖差不多，是人体最大的单细胞，甚至可以用肉眼看见它！

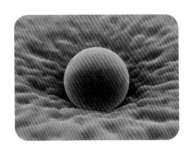

所有的卵子与生俱来

与男孩进入青春期以后才会产生精子的情况不同，女孩从刚出生的那一刻开始，甚至还孕育在妈妈子宫里面的时候，所有的卵子就已经保存在女孩的两个卵巢里面了。到了青春期，女孩大约拥有 40 万个卵子。

试想一下，一个卵子就可以孕育出一个新生命！所以女性拥有的卵子数量是非常多的。然而有趣的是，卵子也会慢慢长大，甚至变老。也就是说，如果你现在是 20 岁的话，那你的卵子也 20 岁了。对于一个 50 岁的女性来说，她的卵子也 50 岁了。现在你或许能明白为什么女性会有"更年期"了，此时的她并不是没有卵子，而是因为卵子老化了。

女孩从出生一直到青春期之前，所有的卵子都处于冬眠状态。进入青春期以后，每隔一段时间会有 20 ~ 25 个卵子从冬眠中被唤醒，最终只有一个卵子会被选为"皇后卵子"，并完成排卵。女性一生会排卵 400 次左右。

卵子登场：短暂却令人印象深刻

卵子是人体中寿命最短的细胞。譬如，神经细胞和心肌细胞会伴随人的一生，而卵子在排卵之后却活不过一天。更准确地说，卵子离开卵巢后只能存活 12 ~ 18 个小时，精子只有在这极其短暂的时间内才有机会与卵子结合。

你听说过"女性内生殖系统"吗？这个词语太专业了，我们给它取个文艺点的名字，因为这里是孕育新生命的地方，就叫作"生命的舞台"吧！生命的舞台包括子宫、阴道、卵巢和输卵管，位于女性肚脐下面的小骨盆中。因为生命的舞台实在太宝贵了，所以由坚固的骨盆保护着，珍藏在腹壁、膀胱和直肠中间。

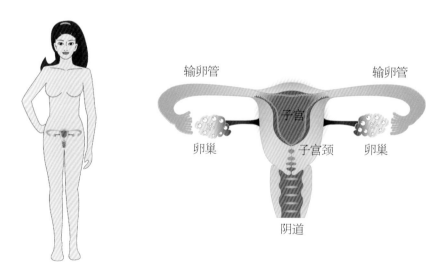

从整体结构来看，生命的舞台就像一座豪华精致的宫殿，阴道、子宫、卵巢、输卵管等如同宫殿里的居室和走廊，每个器官都具有各自独特的功能。我们先把这些器官的特点和功能一一了解清楚，这样就知道为什么要保护它们了。

****真相****

女性朋友有没有仔细观察过自己身体隐私部位的构造呢？前面是尿道口，中间是阴道口，后面是肛门。阴道和尿道尽管挨得很近，却是两个不同的通道，性爱后是无法通过小便排出阴道里面的精液的。

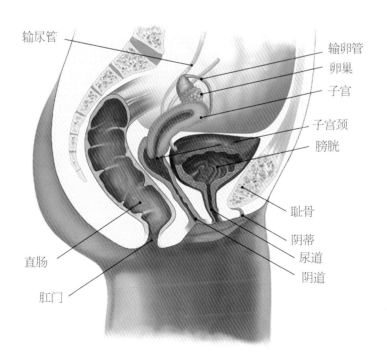

输尿管

输卵管
卵巢
子宫

子宫颈

膀胱

耻骨

阴蒂

尿道

阴道

直肠

肛门

阴道——世界上最重要的迎宾大厅

阴道大约有 10 厘米长，是生命的舞台的迎宾大厅！我们仔细看会发现，生命的舞台拥有一条从阴道进入，然后穿过子宫颈、子宫和输卵管，最后到达身体内部腹腔和卵巢的敞开通道，但是在入口处（阴道口）没有盖子保护着。因此，从理论上讲，谁都可以跑进来。那么，什么东西是不能允许进来的呢？细菌、病毒等有害的东西是千万不能进来的！

阴道是一个非常隐蔽的保护区，它的内部呈酸性环境，pH 为 3.8～4.5，可以消灭外来的细菌、病毒等入侵者。

同时，阴道与外界直接相通，因此很容易受感染。如果阴道的自然防御功能遭到破坏，则会造成外界病原体入侵，从而引发阴道炎症。尤其当阴道内变成碱性环境时，细菌就非常容易繁殖，从而造成细菌性阴道炎。

*****真相*****

坊间相传，碱性的阴道环境有利于生男孩！为此，许多女性用碱水冲洗阴道来增加生男孩的概率。事实上，这是非常愚昧的做法。碱水冲洗阴道后，会破坏阴道自然的酸性环境，引起病菌大肆繁殖，从而导致阴道感染。这相当于把阴道保护区变成了细菌繁殖的"下水道"，甚至会进一步导致宫颈炎、盆腔炎等妇科疾病，增加不孕不育的风险！

子宫颈口——生命之门

　　沿着阴道走到底，我们看到的器官叫子宫颈。它是一条从阴道进入子宫的细长通道。事实上，子宫颈是子宫的一部分，子宫颈口被称为"生命之门"。大部分女性的子宫颈长度为 2.5 ～ 3.0 厘米。虽然子宫颈个头小，但它的作用非常大。子宫颈通道的内壁上有 100 多个腺体组织的入口，会在雌激素的作用下分泌宫颈黏液，也就是我们常说的白带，它对怀孕具有极其重要的作用。生孩子的时候，子宫颈口可以扩到 10 厘米宽，七八斤重的婴儿可以穿过子宫颈来到这个美妙的世界。需要提醒的是，子宫颈也非常容易受到细菌感染，从而引起炎症，也可以受病毒等因素的长期刺激而演变成宫颈癌。据统计，全国每年有超过 8 万女性死于宫颈癌，宫颈癌成为女性健康的重要杀手。

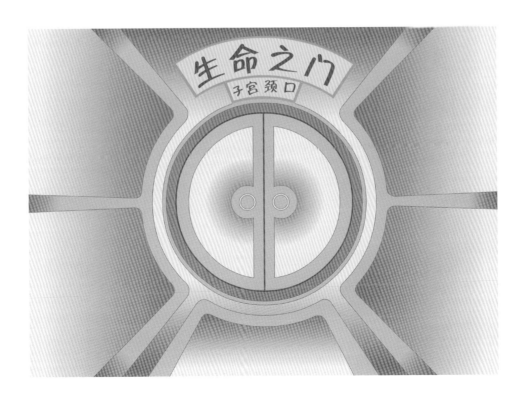

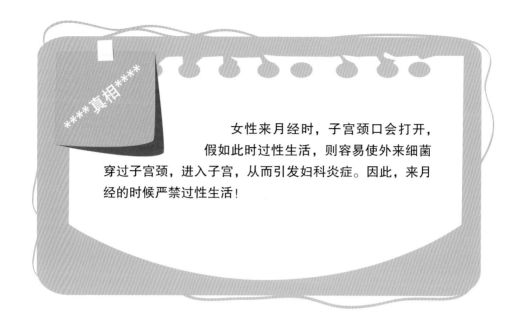

*****真相*****

女性来月经时，子宫颈口会打开，假如此时过性生活，则容易使外来细菌穿过子宫颈，进入子宫，从而引发妇科炎症。因此，来月经的时候严禁过性生活！

子宫——子女的豪华宫殿

穿过子宫颈这个狭窄的通道，就可以到达子宫了。顾名思义，子宫就是"子女的宫殿"，它位于盆腔的正中间。胎儿会在这超级豪华的宫殿里面住 9 个月。远远看上去，子宫的构造非常奇特，相当于一个长 5 ~ 7 厘米的梨，倒挂在盆腔里。实际上，子宫的功能很强大。与通常人们造房子使用坚固的混凝土外墙不同，子宫的外墙是由一层富有弹性的肌壁构成，可以让子宫在平常没人住的时候保持小巧的形态，一旦有胎儿决定在里面住上一段时间，它就会自动扩建成宏伟壮丽的超五星级宫殿。当胎儿 9 个月后要离开这个住所时，神奇的子宫肌壁层又会收缩，伴随着阵痛，肌壁层会不断紧缩，并逐渐将胎儿向下推，一直推到子宫的大门口为止。

每个人都是通过子宫来到这个世界的。因此，子宫不但对女性本身的健康至关重要，而且对孕育健康的下一代也是极其重要的。如今，很多女性不珍惜自己的子宫，不重视子宫健康。许多人反复人工流产，严重影响自身健康，甚至造成不孕不育，留下终身遗憾！

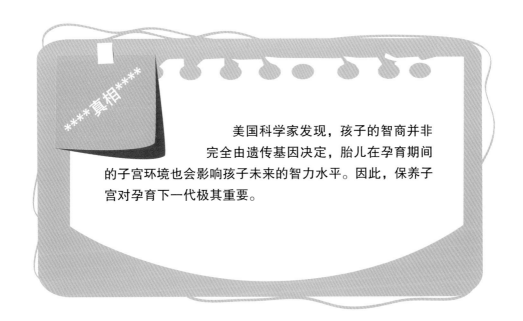

****真相****

　　　　美国科学家发现，孩子的智商并非完全由遗传基因决定，胎儿在孕育期间的子宫环境也会影响孩子未来的智力水平。因此，保养子宫对孕育下一代极其重要。

子宫内膜——子宫里的豪华套房

　　子宫里面有一个豪华套房。它的环境极其舒适，并富有营养，非常适合胎儿早期居住，这就是子宫内膜。子宫内膜会不断自我更新，为胎儿的到来准备最舒适的温床。入住这里的胎儿将会得到他成长所需要的一切，如食物、氧气、营养成分，还有与妈妈最亲密的身体接触。子宫内膜是女性顺利怀孕和孕育新生命的重要物质基础。

　　此外，与舒适豪华的五星级酒店服务一样，来到子宫的每一个胎儿也都会享受到全新的奢华服务：整洁的新床、新鲜美味的食物。如果在一个时间周期内没有胎儿入住，那么之前为他准备的富有营养的子宫内膜就必须被清除掉，以便为下一位胎儿的入住做全新的准备，这就是月经的本质。此时，经血只是把子宫内膜移出体外的运输工具而已。

输卵管——约会的林荫小道

　　来到子宫的底部，可以看到左右两根细长的输卵管，它们是连接子宫与卵巢的通道。除此之外，输卵管也是精子和卵子相遇的地方。排卵后卵子会冲出卵巢，此时输卵管有一个手爪形状的尾部，会自动地挪到卵巢的正上方，恰好接住刚刚冲出来的卵子。如果这时候正好有精子在输卵管里面，它就会和卵子相遇，并融为一体，形成受精卵。

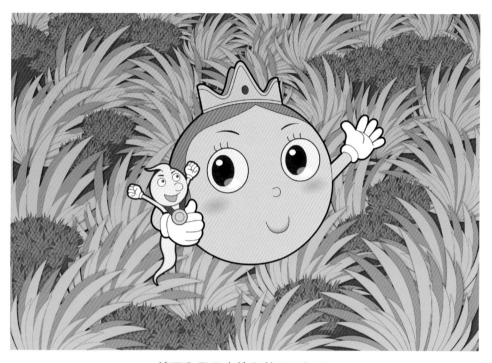

精子和卵子在输卵管里面相遇

受精后，输卵管会把受精卵"输送"到温暖舒适的子宫内膜里。尽管输卵管通道有点狭窄（最窄处直径仅为 1 ~ 2 毫米），但是它有一条全自动的"传送带"：输卵管内壁上的纤毛会不断摆动，形成一个涌向子宫方向的波浪，受精卵会被这柔软的波浪缓慢地推向子宫。

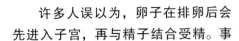

****真相****

许多人误以为，卵子在排卵后会先进入子宫，再与精子结合受精。事实并非如此，卵子在排卵后会进入输卵管的壶腹部位置，并在那里等待精子的到来。因为卵子最多只能存活 18 个小时，假如在存活期内没能等到精子，它便会孤独而死，消失在输卵管里。假如卵子在存活期内与精子成功结合成受精卵，受精卵会慢慢沿着输卵管来到子宫里着床。所以，输卵管才是形成新生命的第一站。

如果反复发生输卵管炎症，就会破坏输卵管黏膜上皮纤毛，而使输卵管失去蠕动功能，甚至导致输卵管粘连、阻塞，造成精子与卵子不能相会，可能会造成宫外孕或不孕症。

卵巢——身体里的聚宝盆

卵巢呈扁椭圆形，女性的卵子都藏在卵巢里。

首先，两个卵巢里住着每个女孩生下来就拥有的约 40 万个卵子（每个卵巢各约 20 万个）。女性从平均 13 岁开始排卵和来月经，再到 50 岁左右绝经，一生会排卵约 400 次。

其次，卵巢会分泌女性体内最重要的两大性激素——雌激素和孕激素。它们与女性的生长发育、美丽、健康、情绪、精神状态、月经、生育能力、衰老、更年期等息息相关。卵巢就像神秘莫测的魔法石，发挥着无穷的威力，影响着每个女性的身体和生活。因此，卵巢也被称为"女人的生命之源"！

大脑总指挥——调节全身的激素平衡

如果你认为女性的生殖系统只涉及上面提到的这些器官，那就大错特错了。事实上，总导演正坐在大脑里指挥着现场，可以称它为"大脑总指挥"。大脑里有两个高级指挥官，一个叫作"下丘脑"，另一个叫作"脑垂体"，它们是非常亲密的搭档。除此之外，下丘脑还是身体的"外交部长"，它会不间断地接收外界信息，不管是好消息或者坏消息，都会快速地接收并做出反应。

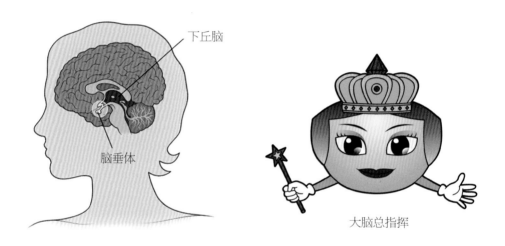

下丘脑

脑垂体

大脑总指挥

女性体内的各种激素都会通过大脑总指挥进行自动调节和平衡，一旦大脑总指挥对激素平衡失去控制，就会导致激素失调（或内分泌失调），从而造成月经失调和不孕不育等问题。

第二章

你喜欢来月经吗？你知道女性为什么要来月经吗？

如何在享受"性福"的同时保护自己的身体，是每个成年女性都必须掌握的重要技能。正面地理解和接纳自己的月经周期是女性在两性关系中自我保护的重要基础。

本章内容将会以独特的方式让你爱上自己的身体和月经周期！这也是你理解和掌握各种避孕知识的重要基础。

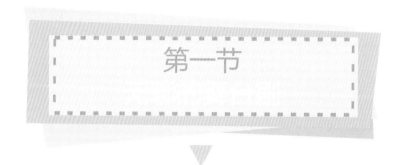

第一节

想象一下你要去一家剧院看舞台剧的情景。在演出开始前，你看见台前挂着红色的幕布。节目开始后，幕布徐徐拉开。你看到了什么呢？舞台上一片漆黑，什么动静都没有！

你还是很有耐心地坐在那里等着，一等就是四个星期，然后舞台上终于有了动静：红色的幕布合拢了，幕布关闭三五天后，又慢慢打开……

你喜欢这样的表演吗？当然没人喜欢如此无聊的节目！但在现实中，这种奇怪的舞台剧会在女性的身体里面不断地上演，大约每隔四个星期就重复一次。

绝大部分女人只在来月经那几天看到"红色的东西"，却不知道其他时间里生命的舞台上发生了什么。所以，很多女性会觉得月经是多余的，有人甚至讨厌来月经。读完本章以后，你将会与她们有不同的看法。

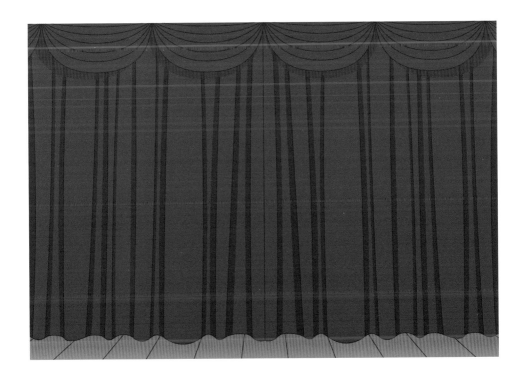

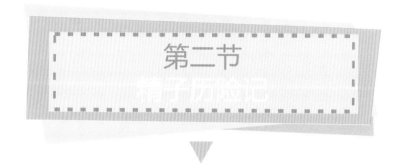

第二节

现在舞台节目要开始了！首先登场的是精子。

你知道一次射精会有多少个精子吗？1000个，10000个，还是100000个，甚至是上百万个呢？

事实上，这个数字是不可思议的！一次射精会有2亿～7亿个精子！精子到达阴道后，等待它们的又是怎样的命运呢？它们最终又是如何抵达渴望的目标——卵子的呢？

亲爱的，
晚上想跟你谈一个
2亿的项目！

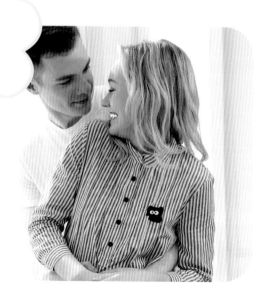

通过第一章的学习，我们知道阴道内部呈酸性环境，可以消灭外来的细菌、病毒等不速之客。但是，精子们也无法忍受阴道内的酸性环境，它们"躺枪"了，面临被"酸死"的危险！它们必须赶紧逃命，离开这个酸性的环境。为了赶去和卵子约会，它们必须赶紧穿过阴道，然后通过子宫颈口，最后来到子宫和输卵管。

可是，倒霉的事情又来了。多数情况下，有一种非常黏稠的液体堵住了子宫的入口，精子们没法继续前进了！即使会有几个生命力极其顽强的精子溜进去，但也只是枉费心机。很快，溜进子宫颈的精子发现里面布满了网状机关，它们的大脑袋会被网钩住。

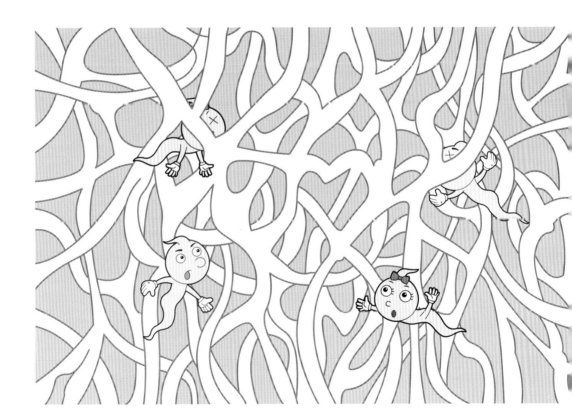

这张网会收得越来越紧，一切即将结束：在阴道酸性的环境中，精子们在 0.5 ～ 3 小时内都被"酸死"了！非常遗憾，在月经周期的大部分时间里，精子赴约的旅程才刚开始就这样结束了！

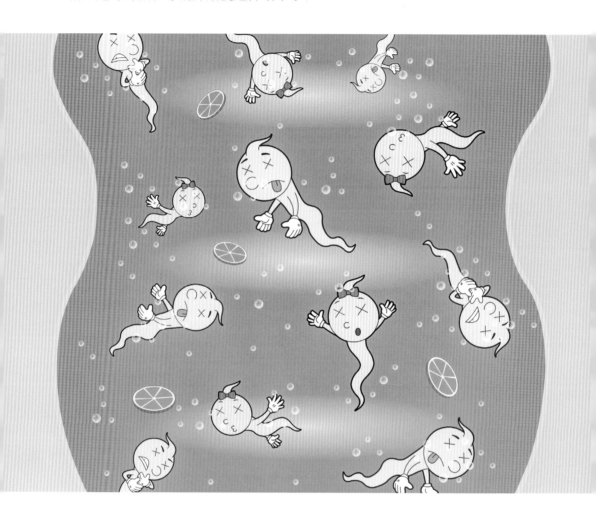

假如情况一直都是这样，那么人类还会存在吗？显然，现实并非都是如此。

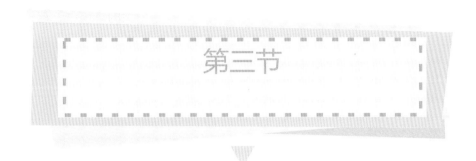

第三节

我们知道，女性怀孕后，胎儿就是妈妈身体里的一个非常重要的客人，要在妈妈的子宫里住 9 个月。想象一下，在日常生活中，如果家里要来客人，我们会很早起床去买菜，还要打扫卫生。也就是要提前做好准备工作，迎接客人的到来。同样道理，女性的身体也要为迎接重要的客人做好相应的准备工作！

月经周期秀的舞台剧会在月经出血的第一天正式上演。此时，子宫内膜最上面的一层会慢慢溶解脱落，内部极其微小的毛细血管会破裂并有血液流出来，从而形成月经出血。这时候，大脑总指挥会向身体发出一个信号："可能会有一个重要的客人（新生命）要来了，请做好准备工作！"

这意味着身体要准备好卵子，并且创造条件允许精子进来啦！

报春鸟来到卵巢

准备工作开始后，大脑总指挥就会派遣报春鸟来到两个卵巢，去唤醒冬眠中的卵子。报春鸟从大脑出发，通过血液循环来到卵巢。报春鸟一次会唤醒 20 ～ 25 个卵子。报春鸟会对卵子们说："嘿，亲爱的卵子们，该醒醒了，你们的新生命要开始啦！"

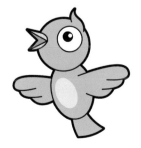

哦，忘记说了，报春鸟有一个专业的名字，叫卵泡刺激素（FSH）。

卵子被叫醒

　　卵子从冬眠中苏醒后，就会开始不断长大。这时候的卵子还非常娇嫩，需要特别呵护。为了更好地保护卵子，在它们的周围会形成一个透明的保护罩。保护罩里的卵泡液可以为卵子提供营养，并让卵子在里面安全地成长。这个保护罩看起来像小水泡，所以被称为"卵泡"。

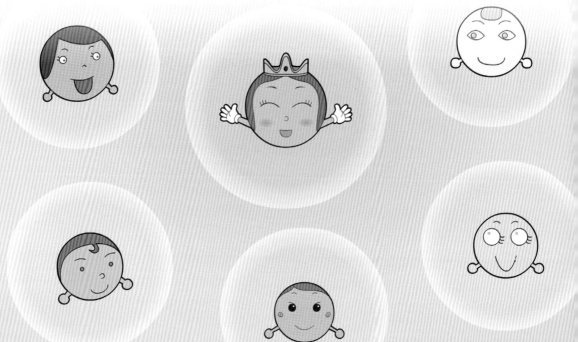

雌激素：女性身体最好的闺密

除此之外，卵子的保护罩（卵泡）还有一个非常重要的任务：分泌雌激素。雌激素是女性身体最好的闺密，我们称它为"雌激素闺密"。雌激素闺密非常友好，而且乐于助人。很快，雌激素闺密就会离开保护罩，通过血液循环来到身体各个部位，为新生命的到来做各项准备工作。

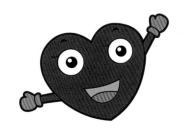

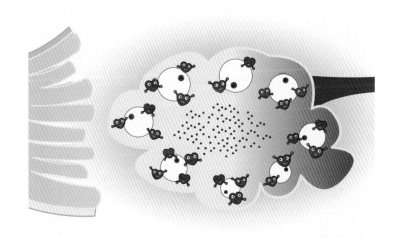

雌激素是女性最重要的激素，对保护女性健康起到以下重要的作用：

1. 保护血管，促进血液循环，平衡凝血因子，降低胆固醇和血压，预防动脉硬化、血栓以及心肌梗死等疾病。

2. 保护骨骼，预防骨质疏松。

3. 促进细胞的蓄水功能，让人更加年轻美丽。

4. 优化大脑活动，使情绪愉悦。

5. 调节血糖水平，预防糖尿病。

6. 增强免疫力。

7. 预防乳腺癌。

8. 促进生殖器官细胞的繁殖生长。

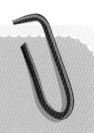

什么是内分泌

当女性出现月经不调时，医生经常会说"内分泌失调"。那么，什么是"内分泌"呢？我们知道，汗液、大便、小便等会经过汗腺、肠道、尿道等"身体管道"排出体外，这种排泄方式是"外分泌"。脑垂体、甲状腺、肾上腺、胰腺、卵巢等会分泌特殊的化学物质，这些化学物质不会通过身体管道排出体外，而是直接进入血液循环，因此被称为"内分泌"。这些特殊的化学物质就是我们常说的"激素"或"荷尔蒙"。

女性体内含有雌激素、孕激素、雄激素（睾丸激素）等数十种激素，虽然它们的含量都非常少，却与女性的美丽、健康、情绪、精神状态、月经、生育能力等息息相关。这些激素含量必须保持一定比例的平衡，一旦这种平衡被打破，就会导致"内分泌失调"。

雌激素任务一：建造子宫豪华套房的毛坯结构

雌激素闺密会来到子宫，并会带来令人振奋的消息：可能会有一位小客人来到子宫里住一段时间，必须提前准备好豪华套房！

经过前几天的经血洗礼，子宫里面已经是一片光秃秃的土地。雌激素闺密很快就来到子宫，它们要为可能到来的胎儿建造一间豪华套房。在雌激素的作用下，子宫内膜会慢慢地重新长出来，并越来越厚。需要提醒的是，这还只是一个毛坯结构！

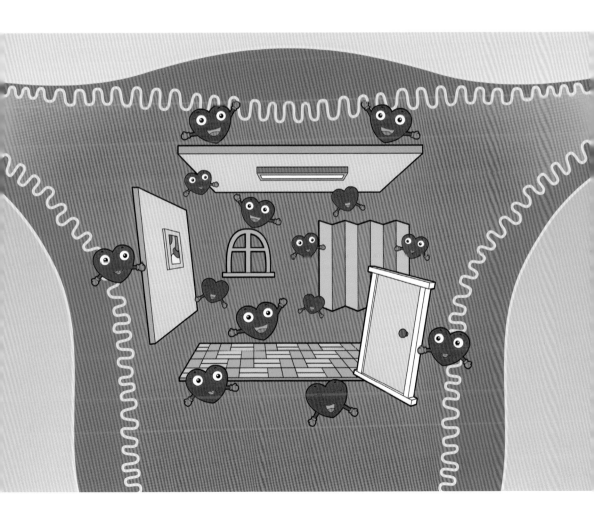

选出皇后卵子

现在我们把视线聚焦到卵巢（聚宝盆）。刚才报春鸟唤醒了 20 多个卵子，但是生命的等式只需要一个卵子。也就是说，被唤醒的卵子数量太多了，那怎么办呢？大约一个星期后，在聚宝盆里会举行一场神秘的选美大赛，最终只有一个卵子会被选中成为"皇后卵子"。只有皇后卵子才可以继续成长、成熟和排卵，并踏上生命的探险旅程。

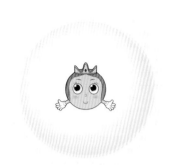

选美大赛后，没被选中的卵子就完成了历史使命，它们会从生命的舞台上退隐下去，自己消亡。那个包含着皇后卵子的卵泡（优势卵泡）会继续长大，产生的雌激素闺密也会越来越多，并勤奋地在生命的舞台上做准备工作。

雌激素任务二：打开生命之门

我们知道，要想实现生命的等式，产生一个新的小生命，不仅需要一个成熟的皇后卵子，同时还需要精子进入生命的舞台，与皇后卵子结合形成受精卵。

不久之后，雌激素闺密也会来到子宫颈里面。它们先慢慢地打开生命之门，即让子宫颈口慢慢地张开，刚开始的时候只会开启一条细缝，最后扩大到 0.50 ～ 0.75 厘米宽。对于精子来说，这就像是"生命之门"完全敞开，并挂出了"热烈欢迎"的横幅迎接它们。

在雌激素的作用下，子宫颈口会变得更柔软和更有弹性，子宫韧带也会变得更紧，使得子宫颈口还会往上收缩。

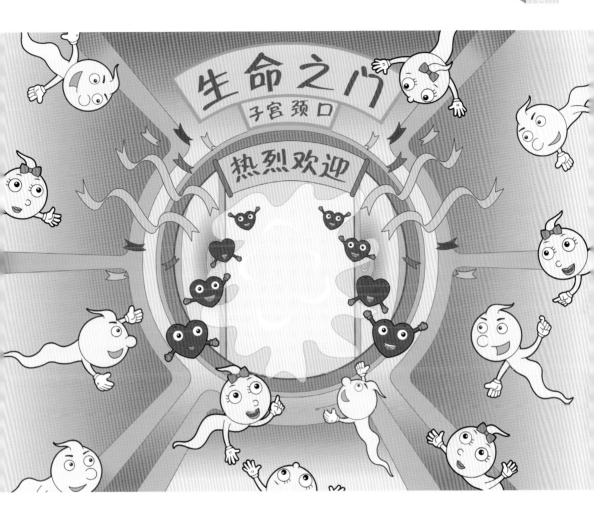

雌激素任务三：制造魔力神水

前面我们讲到过，精子在阴道酸性的环境中会被"酸死"。为了让精子顺利登上生命的舞台，雌激素闺密会在子宫颈内的 100 多个腺体里制造一种神奇的液体。随着雌激素越来越多，这种液体的含水量也越来越高，原本堵住生命之门的黏液的流动性也会逐渐增加，并会流入阴道内。

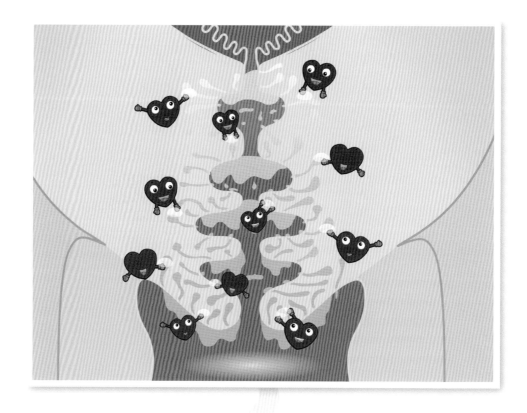

　　这种神奇的液体含有丰富的糖分、蛋白质和矿物质等营养成分。精子喝了这种液体后，能迅速补充能量，恢复体力。

　　这种液体是弱碱性的，pH 跟精液几乎一模一样，非常适合精子生存。由于这种液体对精子具有非常神奇的能量补充和保护作用，我们称它为"魔力神水"！它就是我们常说的宫颈黏液或者白带。

　　如果这个时候精子来到阴道里面，就会争先恐后地涌向魔力神水。一旦精子接触到魔力神水，它们就会欢呼："我终于得救啦！"

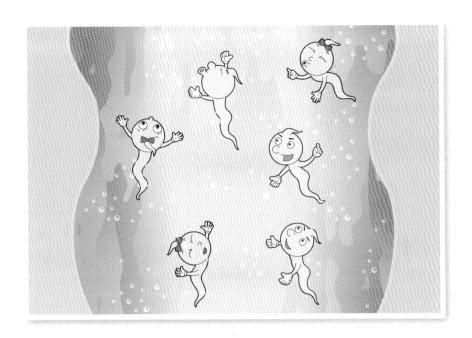

宫颈黏液的神奇作用

对于精子而言，宫颈黏液具有不可替代的神奇作用：

1. 保护精子不被阴道的酸性环境"酸死"。

2. 给精子提供营养和能量补充。

3. 帮助精子顺利地从阴道穿过子宫颈。

4. 自动过滤掉低质量的精子。

5. 保护在子宫腔里的精子，使之免受子宫内部免疫防卫系统的攻击。

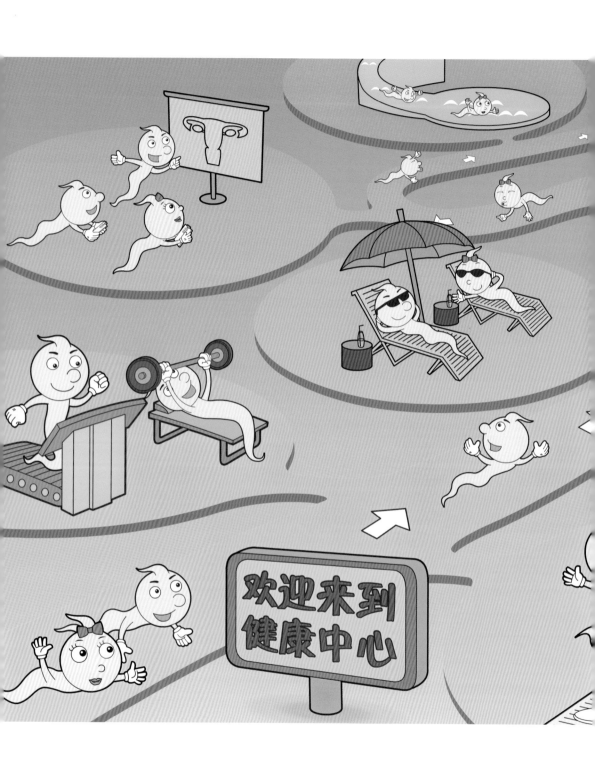

宫颈——精子的健康中心

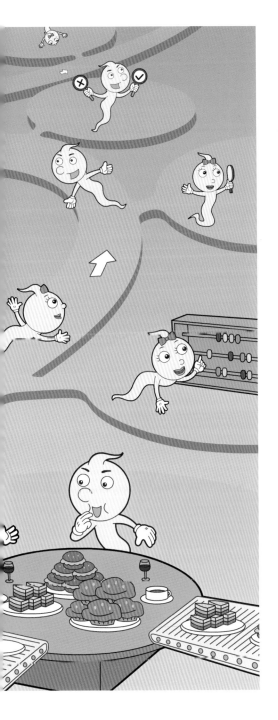

精子犹如潜水员跳入碧波万顷的大海一般，一头扎进魔力神水中。它们很快离开阴道，穿过子宫颈口（生命之门），来到子宫颈里面。这里有无数条高速公路通往子宫，高速公路两边有很多服务区，是制造宫颈黏液的源头，也是精子们最爱的健康中心！这里有美味的大餐，也有好玩的休闲健身活动。

事实上，宫颈黏液是一种只能短暂供应几天的特殊物质。精子们可以在子宫颈里面的健康中心睡觉休息和锻炼身体。根据各自的状态和爱好不同，有的精子只短暂休息了半个小时就继续赶路，有的则会住上好几天。恢复体力后，精子们又满怀期待地向子宫出发了，继续它们的惊险旅程。

需要强调的是，有宫颈黏液的时候，精子最多可以在女性体内存活 5 天！

怀孕三要素：
精子、宫颈黏液、卵子

我们之前给了大家一个很简单的生命的等式，现在需要把它补充完善。由于只有宫颈黏液在场时，精子才有机会与卵子发生扣人心弦的爱情故事，因此，生命的等式必须完善为：（精子＋宫颈黏液）＋卵子＝宝宝。

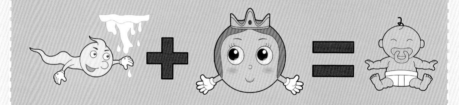

只有当女性的身体里面同时存在精子、宫颈黏液和卵子时，她才有可能怀孕。因此，精子、宫颈黏液和卵子被称为怀孕的三要素！

当有宫颈黏液时，精子在女性体内最多可以存活 5 天，排卵后卵子最多可以存活 18 个小时。现在，你自己就能计算在一个月经周期内有几天时间可以受精怀孕：排卵前的 5 天，加上排卵后卵子可以存活不到 1 天的时间，总共是 6 天时间。这 6 天被称为"可孕期"，其他时间都是"不孕期"。

向左还是向右

离开子宫颈后，精子们继续向前赶路。它们穿过漆黑深邃的子宫腔，在子宫腔底部会发现左右两个通往输卵管的入口。现在应该向左还是向右呢？皇后卵子会在哪边的输卵管里面等候精子呢？

需要强调的是，没人规定卵巢必须左右两侧轮流排卵。事实上，每次排卵的位置都是随机的。无论如何，只有选择了正确方向的精子，才有机会成为最后的冠军。

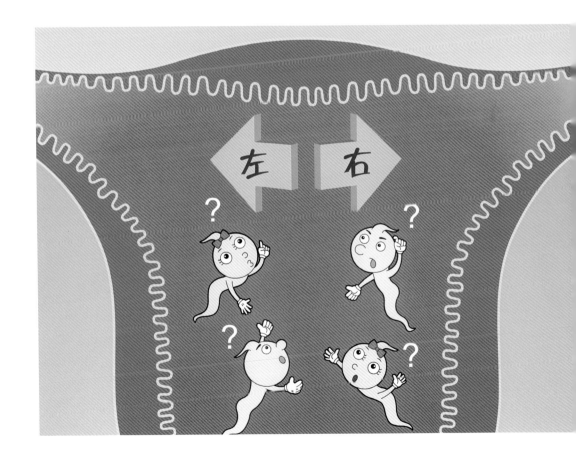

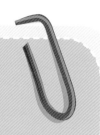

定向的精子运输

　　许多人认为精子能从阴道游到输卵管里，还把精子誉为"游泳冠军"。最新的医学研究发现，精子并不是靠自己"向前游"的，而是被"吸入"子宫和输卵管的。

　　需要强调的是，女性体内的雌激素水平变化会引起子宫肌壁规律性的收缩。

　　在月经期间，低雌激素水平会使子宫肌壁收缩形成一股向下排挤的力量，并把经血和身体不需要的子宫内膜碎片排出体外。

　　在卵泡发育阶段，分泌的雌激素也会越来越多。此时子宫肌壁收缩会形成一股自下而上的吸力，把精子自动地从阴道吸入子宫里。

　　选出皇后卵子后，含有皇后卵子的优势卵泡会使同侧卵巢分泌的雌激素水平明显高于另外一侧卵巢。大量雌激素的聚集会引起同侧输卵管与子宫相连接的肌肉持续而强有力地收缩，并会形成一股强大的吸力，把绝大部分精子从子宫吸入与皇后卵子同侧的输卵管里。这个过程被称为"定向的精子运输"。

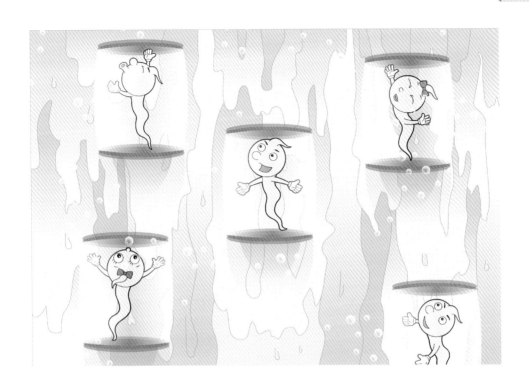

***** 真相*****

对于子宫而言，精子其实是不受欢迎的"入侵者"，因此子宫内的巨噬细胞（一种白细胞）会吞噬精子。通常，精子在路过子宫腔的时候会被宫颈黏液包围并保护起来，以免受到子宫内的巨噬细胞和身体防御系统的伤害，而一部分没有被宫颈黏液包围和保护的精子会被巨噬细胞迅速地吞噬。

排卵助手登场

在此期间，卵巢里面的皇后卵子越来越成熟。它还待在保护罩里，无法凭借自己的力量打开保护罩。要完成排卵这个重大事情，需要大脑总指挥的特殊支援。

在卵泡发育的过程中，保护罩产生的雌激素闺密还会通过血液循环来到大脑总指挥部。开始的时候，来到这里的雌激素比较少。随着皇后卵子越来越成熟，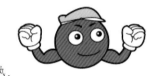
到达总指挥部的雌激素会越来越多。它们在那里不停地向总指挥请求："皇后卵子快要成熟了，并准备要排卵了，现在请求指挥部的特殊支援，帮助皇后卵子离开保护罩！"更确切地讲，脑垂体将会派遣排卵助手来到卵巢，排卵助手会撕开皇后卵子的保护罩，让皇后卵子顺利地离开保护罩。排卵助手有个专业的名字，叫作促黄体素（LH）。

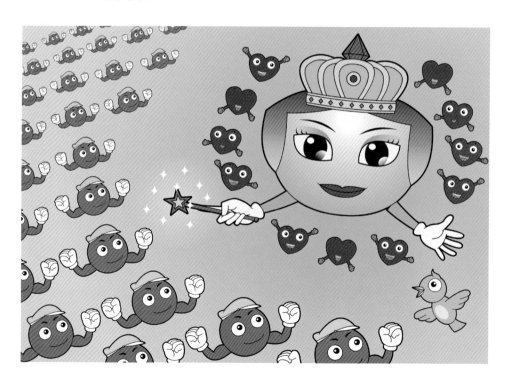

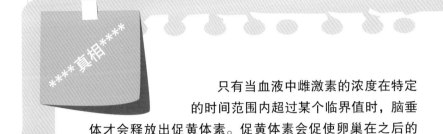

****真相****

只有当血液中雌激素的浓度在特定的时间范围内超过某个临界值时，脑垂体才会释放出促黄体素。促黄体素会促使卵巢在之后的 9 ～ 24 小时排卵。

排卵：皇后卵子开启生命的探险之旅

现在皇后卵子完全成熟了，并为排卵做好了准备。它的保护罩的直径达到 2 厘米左右，在 B 超下清晰可见。与此同时，有一大群雌激素闺密正"纠缠"着大脑总指挥，它们在那里不停地向总指挥请求派遣排卵助手帮助皇后卵子离开保护罩。最终，大脑总指挥下达了派遣排卵助手的命令。

排卵助手得到命令后，立即从脑垂体出发，冲向卵巢。接下来的几个小时，它们会撕开皇后卵子的保护罩。与此同时，输卵管的末端上如手爪形状一样的部分会自动地挪到卵巢上面，恰好抓在皇后卵子所在的位置上方。当保护罩打开后，皇后卵子冲出卵巢，正好会被输卵管末端上如手爪形状一样的部分温柔地接住，并被吸入输卵管内。

通常排卵发生在下次月经前的 10 ～ 16 天，整个排卵过程大约持续 6 个小时。

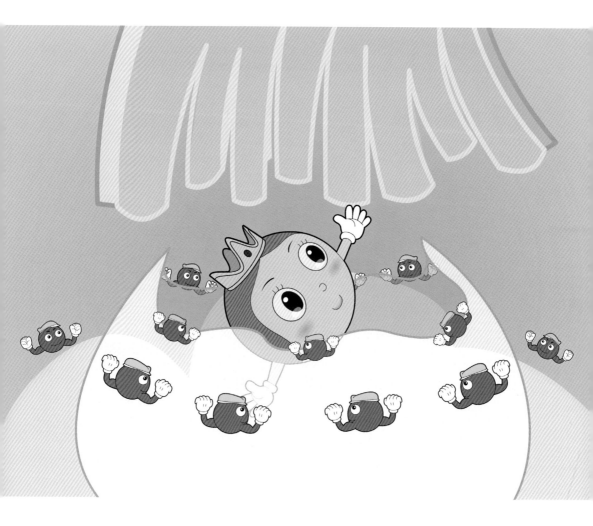

　　到现在为止，雌激素闺密圆满地完成了月经周期秀第一阶段任务。它们
会从不同的工作地点（子宫、子宫颈、大脑总指挥部等）撤离，终于可以休
息一下啦！

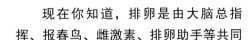

****真相****

现在你知道，排卵是由大脑总指挥、报春鸟、雌激素、排卵助手等共同控制和协调的结果。性高潮是刺激阴蒂和阴道等器官所产生的快感，它不会引发意外排卵。需要提醒的是，在接近排卵的时候，由于女性体内的雌激素水平较高，因此更容易获得性高潮。

精子的最后冲刺

从子宫进入输卵管后，精子们还将面临一个很大的挑战。此时，它们离开魔力神水已经有一段时间了，能量储备也明显减少了。由于输卵管内壁上的纤毛不断摆动，会形成一个涌向子宫方向的波浪，从而阻碍精子们前进，因此精子们必须逆流而上。

在这种情况下，只有极其优秀的精子才能够继续前行。大部分精子被困在输卵管狭隘的褶皱中，并在那里逐渐死去。还有一些精子会被女性身体里的白细胞攻击和消灭。在被男性派遣出来的数亿个精子中，最后能到达目的地

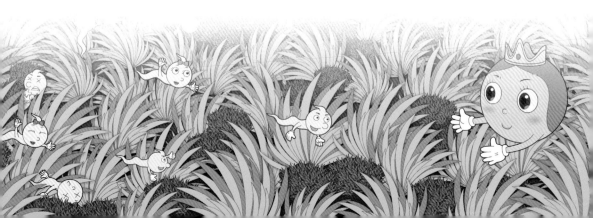

的却不多。此时，在输卵管里的卵子正望穿秋水，等待着精子们的到来。只有两三百个精子冲到终点，它们都非常优秀，都想与卵子共同创造新的生命。而最终只有一个精子可以进入卵子，成为最优秀的赢家！

由于卵子有一个坚硬的外壳，精子要钻进去并不容易，它们必须团队协作才能成功。它们的口号是：人人为我，我为人人！它们头上的帽子里含有一

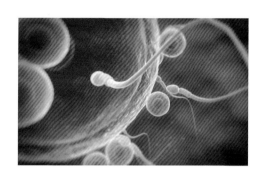

种特殊溶解酶，可以溶解卵子坚硬的外壳。所有的精子都想钻进卵子坚硬的外壳，那么谁会是最后的胜利者呢？不是最早遇到卵子的那个精子，而是第一个钻进卵子外壳的精子！

受精——新生命的开始

现在，女性体内"生命的舞台"里只有一个冠军精子，它才是真正幸运的胜利者，并携带着独一无二的遗传基因。

当冠军精子的头部钻进卵子外壳的那一刻，神奇的事情发生了：通过某种化学信号，卵子会启动关闭系统，立即关闭外壳上的所有"入口"。一秒钟之内，卵子

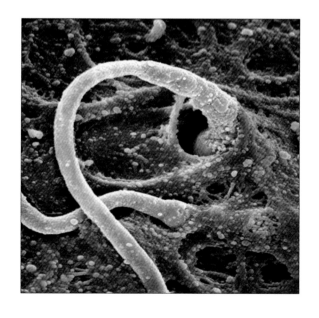

的外壳变得固若金汤，其他精子再也不能够进入卵子了。当然，这是有原因

的。一个健康的新生命只需要一定量的遗传信息，其中一半的遗传信息来自妈妈，另一半的遗传信息来自爸爸。一旦精子的头部钻进卵子外壳，它的尾部就派不上用场了，精子的尾部会自己融化掉。此刻最重要的是精子头部内的细胞核，它含有爸爸的遗传基因。

你天生就是"双料冠军"

现在知道，在你生命形成的那一刻，你就是数亿个精子中的"冠军精子"！不仅如此，你还是从40万个卵子中经过千挑万选的"皇后卵子"。因此，从你生命形成的那一刻起，你就是"双料冠军"！

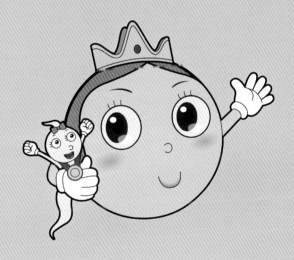

受精卵奔向子宫

在受精几个小时后，受精卵会进行第一次细胞分裂。同时，输卵管的蠕动和内部纤毛摆动的波浪会将这个小生命——胚胎小心翼翼地推向子宫的方向，这个过程会持续 6 ～ 7 天。也就是说，小生命会在一个星期后来到子宫里面，并住下来。

现在子宫里面的情况怎么样呢？雌激素闺密在子宫里面只是建造了一间子宫内膜的毛坯房。那么谁来做精装修呢？该请黄体和孕激素上场了。

*****真相*****

少数情况下，在通往子宫的过程中，受精卵会卡在输卵管里面。于是，受精卵就会住在输卵管里面，从而导致宫外孕。由于输卵管很细小，而且管壁也没有很强的弹性，受精卵在发育的过程中会撑破输卵管，造成大出血，甚至会有生命危险。

慢性输卵管炎症是导致输卵管狭小、弹性不好的主要原因。

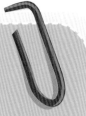

双胞胎是怎么形成的

双胞胎分为单卵双胞胎和双卵双胞胎两种情况。

先说双卵双胞胎的情况：少数情况下，在卵巢内举行的选美大赛中，会破例选出 2 个皇后卵子！它们排卵后分别与精子结合形成受精卵。70% 以上的双胞胎都是双卵的情况。双卵双胞胎是由不同的受精卵发育而成，由于遗传基因不一样，因此性别不一定相同。另外，与单卵双胞胎相比，性格和相貌的差异也较大。

单卵双胞胎是一个精子和一个卵子结合形成一个受精卵。这个受精卵在细胞分裂的过程中一分为二，变成了 2 个胚胎，这 2 个胚胎都在子宫成功着床发育。由于它们源自同一个受精卵，拥有完全一样的遗传基因，因此他们（她们）性别相同，相貌和性格也非常相似。单卵双胞胎的情况比较少见。

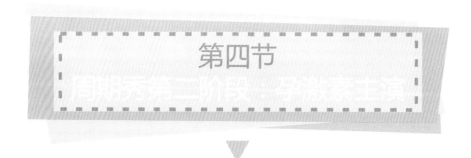

第四节

周期表第二阶段—受孕派主演

黄体——派对服务中心

女性排卵后，留在卵巢里面的保护罩会演变成黄色的物质。以前医生检查卵巢的时候，会看见里面有黄色的小点点，就把它称为"黄体"，现在我们将它称为"派对服务中心"。

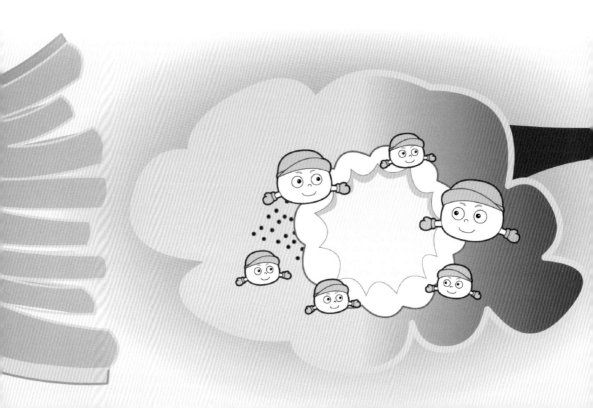

孕激素——派对服务员

派对服务中心里面有很多派对服务员，派对服务员有一个专业的名字叫孕激素，是黄体分泌的一种激素，也是女性身体里第二重要的性激素。孕激素是月经周期秀第二阶段的主角。需要强调的是，少量的雌激素闺密也是必不可少的，它们会继续帮助女性保持健康和快乐。

我们知道，皇后卵子在排卵后会来到输卵管里面。它看起来像一个孤零零的圆球，与卵巢没有任何联系了。因此，黄体也不知道皇后卵子的情况如何了：它是否会和精子相遇？或者孤独地凋谢了？

但是，黄体是一个积极的乐观主义者。它会乐观地认为皇后卵子已经和精子相遇了，受精卵正在通往子宫的路上。因此，派对服务员必须尽快做准备工作！还有很多事情要做呢！

派对服务员任务一：精装修子宫豪华套房

在月经周期秀第一阶段，雌激素闺密在子宫里面建造了一间毛坯房。现在派对服务员必须尽快完成精装修。

大约在排卵一个星期之后，也就是在月经周期秀第二阶段的中期，派对服务员的准备工作大功告成。现在子宫里面看起来就像是五星级大酒店的总统套房一样舒适豪华。子宫内膜上到处都储藏着新生命所需的营养物质，如糖分、蛋白质、矿物质、维生素等。

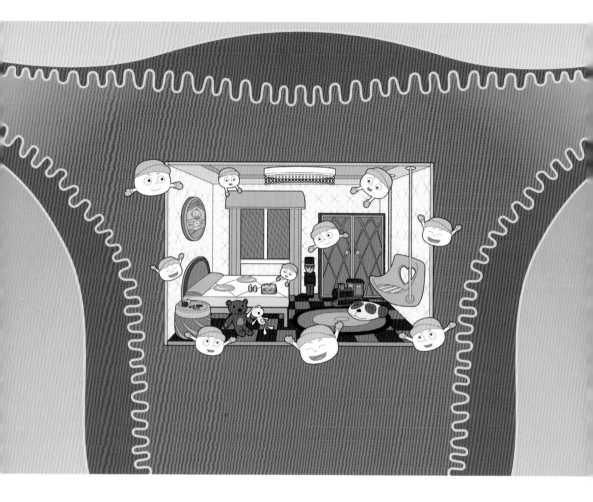

派对服务员任务二：宫颈黏液退场

排卵后，雌激素闺密就完成了在健康中心的任务，可以启程离开了。紧接着，派对服务员会来到健康中心。受精卵可能已经在通往子宫的路上了，不再需要精子进来，也不再需要宫颈黏液。因此，派对服务员会把制造宫颈黏液的宫颈腺体关闭。

女性通常能感觉到，前一天还有清澈的宫颈黏液从子宫颈口流出来，一旦派对服务员上场后，第二天就几乎没有宫颈黏液了。这个变化非常明显。接下来的时间里，浓稠的宫颈黏液会再次堵住子宫颈口。这一次的宫颈黏液甚至比月经刚结束时的宫颈黏液更加黏稠和牢固，使得精子无法穿越。

派对服务员任务三：关闭生命之门

　　派对服务员也会来到子宫颈口位置，使子宫颈口变得越来越小，生命之门又一次被关上了。这里发生的一切是完全可以理解的，由于从现在开始到这次月经周期结束都不会有皇后卵子，因此也没有必要再允许精子进来。此外，假如真的有胎儿在子宫里面住下的话，子宫颈口必须关闭，这样胎儿就不会从里面掉出来了。

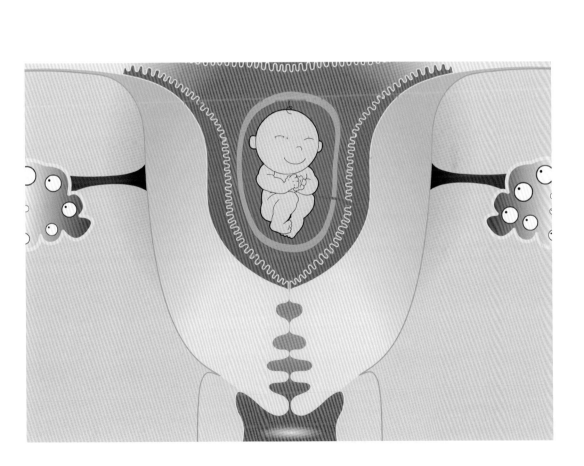

派对服务员任务四：为小宝宝准备乳汁

小宝宝出生后，需要妈妈的乳汁哺育。为了让小宝宝一生下来就可以吃到乳汁，派对服务员会在排卵后立即做准备工作，促使乳房内生长出许多新的小血管，从而使乳房供血增加，使得乳房有点胀胀的感觉。

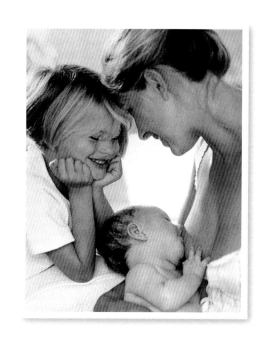

因此，当女性发现乳房胀胀时，就表明孕激素在做准备工作了。如果没有怀孕，再过几天就会来月经了。

*****真相****

如果女性怀孕后通过流产的方式终止妊娠，就会人为地中断派对服务员在乳腺的工作，可能会在乳腺位置留下一个烂摊子，增加患乳腺疾病的风险，如乳腺增生和乳腺肿瘤。

派对服务员任务五：使体温升高

大脑里面还有一个温度调节中心，负责调节和维持人体正常体温。排卵后，派对服务员也会来到大脑的温度调节中心，报告总指挥说："可能有个小宝宝要来了，他需要更加温暖的环境，请把体温调高一点吧！"于是，体温就会自动升高 0.2 ～ 0.5℃。这个相对较高的体温水平会一直保持到月经周期结束。如果此时真的怀孕了，高温水平甚至可以维持 3 个月左右的时间。

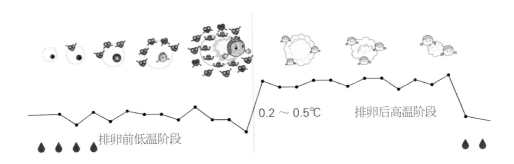

0.2 ～ 0.5℃　　排卵后高温阶段

排卵前低温阶段

为什么排卵后女性的体温要升高呢？从生物学角度看，生命的形成与发育对环境温度是有很高要求的。比如，把一个鸡蛋放在桌子上，无论放多久也不可能变成小鸡，但是母鸡在鸡蛋上面蹲几天就能孵出一只小鸡来。难道母鸡有什么特异功能吗？事实上，母鸡只不过是利用自己翅膀下的体温孵出了小鸡。随着科技进步，如今养鸡场都采用恒温的孵蛋器来孵小鸡了。

同样道理，从精子与卵子结合变成受精卵开始，到受精卵着床、胚胎发育，整个过程需要较高的体温来维护新生命的形成和发育。排卵以后，无论是否会成功受精，女性的身体都会自动为可能到来的新生命做好万全的准备。这就不难理解为什么排卵后女性的体温要比平常高了。

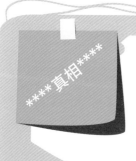

****真相****

> 排卵后，卵巢分泌的孕激素会使女性体温升高 0.2 ～ 0.5℃，这是孕激素的主要功能之一。

什么是基础体温

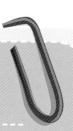

当你刚运动完，你会全身发热、满脸通红、额头冒着汗珠。如果这个时候测量体温，很可能会测出接近发热的温度。因此，人体在运动之后很难捕捉到派对服务员引起的细微体温变化。

只有在相同的身体条件下连续测量体温，才能发现排卵引起的细微体温变化。那么，身体条件在什么状态下总是相同的呢？那就是在睡眠的状态下。人在睡眠状态的体温是一天当中最低的。由于睡着的时候无法自己测量体温，因此可以在刚睡醒的时候就立即测量体温，这时候测量的口腔体温称为基础体温（BBT）。

由于额头、耳朵、腋下等部位的体温容易受室内温度的影响，因此不能作为基础体温。

派对服务员任务六：促使大脑颁布《排卵禁令》

　　派对服务员也会来到大脑总指挥部，告诉大脑总指挥："现在小伙伴们都在全力以赴地为可能到来的新生命做准备工作，绝对不能被其他活动或者意外情况打断！"于是，大脑总指挥会立即颁布《排卵禁令》。《排卵禁令》上写着：派对服务员在为新生命的到来做准备时，卵巢必须保持安静，禁止报春鸟去卵巢，禁止唤醒卵子，禁止再次排卵！

　　总之，大脑总指挥不会再派报春鸟去唤醒更多卵子。那么，在接下来的这段时间里就不会有新的皇后卵子，同时也不会再排卵。

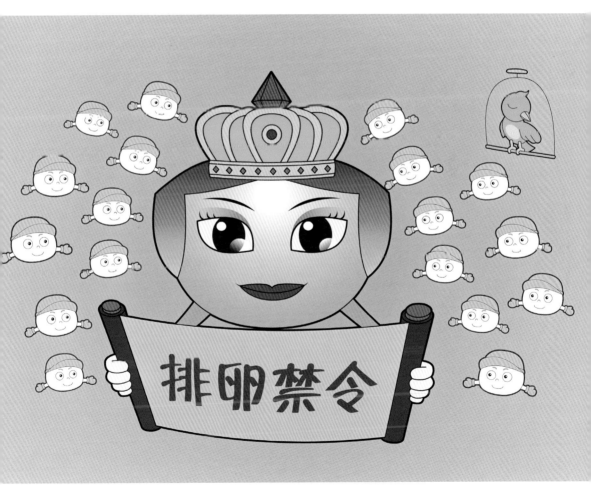

***** 真相 *****

顾名思义，孕激素就是为了怀孕做准备的激素。它可以增强食欲，还可以提高女性从食物中吸收营养成分的能力。因此，孕激素也被称为增肥激素！

排卵后的不孕期

在月经周期秀第二阶段，也就是在女性排卵后，会出现下列情况：

1. 子宫颈口会关闭，因此精子无法进入子宫。

2. 由于宫颈黏液变得黏稠，因此精子无法存活。

3. 由于《排卵禁令》阻止卵子成熟，因此不会有排卵。

由于怀孕三要素中的精子、卵子和宫颈黏液都不存在，所以女性在月经周期秀第二个阶段就不会怀孕了。

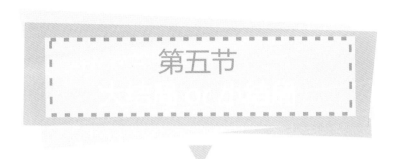

现在孕激素已经把子宫内膜装修成豪华套房啦！这里的环境非常适合小生命居住。那么，月经周期秀的故事结局是怎样的呢？关键取决于排卵后皇后卵子的情况，通常会有以下两种不同的情况：

1. 排卵后皇后卵子幸运地与精子相遇，9 个月后小生命来到这个世界，这是月经周期秀的大结局。

2. 皇后卵子没有遇到精子，它在排卵后 18 个小时内消亡，月经如期而至，这是月经周期秀的小结局。

大结局：小生命诞生

排卵后，皇后卵子幸运地与精子相遇，并且受精卵（胚胎）在一个星期后幸运地来到子宫豪华套房内住下来。当小生命在子宫内膜上着床后，它就会派遣信使进入妈妈的血液循环，这个信使有一个专业的医学名称，叫作人绒毛膜促性腺激素（HCG）。大约在受精后两个星期，妈妈能通过早孕试纸验证小生命的到来（怀孕测试结果是阳性）。

如果一切顺利的话，9 个月以后小生命就会来到这个精彩的世界，这就是月经周期秀的大结局！

小结局：月经来潮

　　尽管演员们在生命的舞台上做了大量的准备工作，但是女性一生中很少能见到月经周期秀大结局。

　　多数情况下，精子没有在月经周期秀的舞台上登场，或者在没有宫颈黏液时进入阴道后被"酸死"，所以也就没有卵子和精子相遇结合的爱情故事了。

皇后卵子孤单离去

　　女性排卵后，皇后卵子在输卵管里面最多可以存活 18 个小时。假如皇后卵子在这 18 个小时内没有遇到精子，它就会孤独而死，消失在输卵管内。确切地说，卵子被输卵管的组织细胞吸收了。虽然有些可惜，但是卵子毕竟只是一个细胞，它的消亡对身体是没有任何伤害的。

*****真相****

　　许多人以为，卵子会来到子宫里与精子相遇，而没有受精的卵子会随着月经排出体外。这是错误的猜想！受精卵从输卵管来到子宫需要 6 ～ 7 天，而卵子最多只能存活 18 个小时，它根本没有时间来到子宫。事实上，没有受精的卵子会被输卵管的组织细胞吸收。需要提醒的是，月经来潮与排卵没有直接关系！

孕激素光荣地撤退

孕激素在子宫里面准备好了豪华套房，黄体在翘首盼望着小生命的信使到来！两个星期过去了，黄体还是没有收到来自小生命的消息。这时候黄体明白了：皇后卵子在两个星期前离开卵巢后，先去了输卵管，然后就失去联系了，皇后卵子很有可能没有遇到精子，最后它自己消失了。于是，黄体会在排卵后的 10～16 天停止生产孕激素，并暂时从生命的舞台上退下。

月经来潮

那么，子宫里面的豪华套房和套房里的营养物质接下来会怎么办呢？存起来给下一个客人用吗？显然这是不行的！女性身体里的子宫豪华套房要比五星

德国人给女孩子庆祝月经初潮

德国的青春期教育理论认为，月经初潮是女孩成长过程中的一个重要里程碑，非常值得庆祝！在德国，父母会给女孩子举办一个比生日派对还要隆重的庆祝活动。这一天，她可以得到自己想要的任何礼物。目的是让女孩子为自己的成长感到自豪和骄傲，并积极、正面地迎接月经初潮！

级酒店更加奢华。这里的客人都有一个特权：只要是为之前客人准备的东西，都不能再给其他客人使用了！所有来这里的客人都要住最新的豪华套房！

一旦孕激素离开后，女性的身体就会把之前雌激素和孕激素精心准备的豪华套房和营养物质都打扫掉，以便为下一个客人准备全新的东西。因此，子宫内膜最上面那层新鲜的、没有被使用过的营养物质就会随着血液流出体外，这就是月经周期秀的小结局——月经来潮。

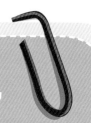

月经是身体中
最纯洁的"奢侈品"

现在我们知道，月经的本质是由雌激素和孕激素建造的子宫内膜豪华套房，富含糖分、蛋白质、矿物质、维生素等各种营养物质，是非常新鲜和纯洁的。如果小生命没有到来，暂时用不上这个豪华套房，就会利用血液作为运输工具把它运输出体外。

总之，月经是女性身体为新生命准备的营养物质，是身体中最纯洁的"奢侈品"！

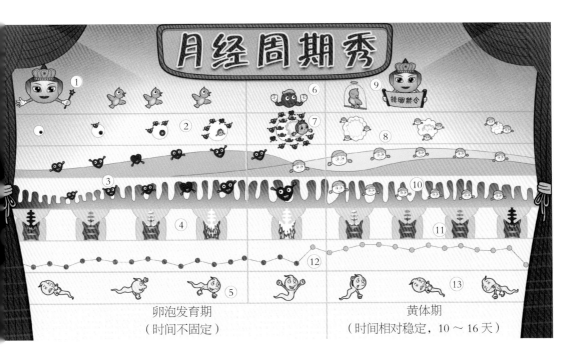

卵泡发育期
（时间不固定）

黄体期
（时间相对稳定，10～16天）

注：① 大脑总指挥派遣报春鸟来到卵巢；② 卵子从冬眠中被唤醒，卵泡不断成长并释放雌激素；③ 雌激素闺密使子宫内膜生长；④ 雌激素闺密在子宫颈里面制造宫颈黏液；⑤ 在排卵前后，精子能在宫颈黏液中生存下来，这时是精子的美妙时光；⑥ 大脑总指挥派遣排卵助手来到卵巢；⑦ 排卵；⑧ 黄体登场并产生孕激素；⑨ 大脑发布《排卵禁令》；⑩ 孕激素装修子宫内膜；⑪ 孕激素关闭子宫颈里的健康中心，停止制造宫颈黏液；⑫ 孕激素使体温升高 0.2～0.5℃；⑬ 子宫颈口紧闭，这时是精子的糟糕时光。

****真相****

　　许多人把来月经说成是女性在排毒。事实上，这个说法是不正确的。月经不但无毒，而且富含营养物质。来月经是女性生殖健康的外在表现。

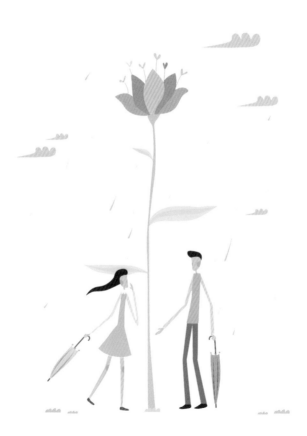

第三章

月经周期的波动及干扰因素

  女性有一个非常重要的特质是，她们的身体和精神会对外界的影响本能地做出反应，这种反应最终也会反馈到月经周期上。

  本章将会带领你认识月经周期波动的本质原因，以及相关的干扰因素。认真读完本章后，你再也不会为月经不调烦恼了。

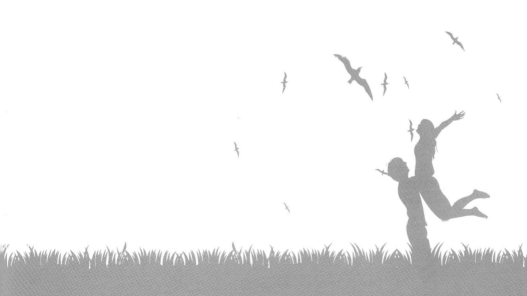

第一节
来自大脑总指挥的警告

举个例子，有一位年轻的职业女运动员因为训练强度很大，导致月经周期不规律。她觉得自己的身体不正常，自我感觉也很差。事实上，这种情况恰好说明她的身体做出了最佳反应。

为什么这么说呢？想象一下，当不小心碰到滚烫的烧水壶时，你的手会本能地瞬间抽回，因为疼痛促使身体做出反应。同样，月经不调也是身体对特定的生活环境的一种调整和适应的结果。

很多女性承受着来自工作、家庭等多方面的压力。也有许多人不太珍惜自己的身体，如抽烟、喝酒、熬夜、长时间疲劳等都会给身体造成伤害。但是，并不只有这些不良的生活习惯会给身体造成负担，旅行、气候变化等生活环境的变化也会给身体造成压力。

当身体承受的压力太大时，它就会暂时关闭一些功能，进入"节能模式"。通常最先被关闭的是对人体生命没有危害的月经周期。

总之，月经不调的本质是一种来自大脑总指挥的警告！其结果就是月经周期会相应地做出调整和变化，人们称之为月经不调。月经不调有许多种不同的表现形式。

第二节
月经周期一定是 28 天吗

本次月经来潮的第一天到下次月经来潮的前一天的时间间隔为一个完整的月经周期。现实中，绝大多数女性会认为自己的月经不规律，如月经提前、月经延后。德国科学家对 9846 个月经周期数据进行了分析，并有了一个惊人的发现：只有极少数（大约 3%）的女性在一年时间内的月经周期长度变化在 3 天以内，而绝大部分女性的月经周期长度是充满变数的，比如上一个周期是 27 天，下一个周期是 33 天，再下一个周期是 29 天。60% 的女性在一年时间内的月经周期波动幅度超过一个星期，近 50% 的女性在一年时间内的月经周期波动幅度超过两个星期。

我们常常认为典型的月经周期为 28 天，其实一点也不典型！月经周期的唯一规律就是"它是不规律的"。事实上，只有 13.1% 的月经周期是 28 天。较长月经周期比短月经周期更加常见（大约有 45% 的月经周期长于 28 天）。

需要提醒的是，月经周期长度在 23 ～ 35 天波动都是正常的。即使月经周期超过 40 天，只要不是病理性原因引起的，也是正常的。

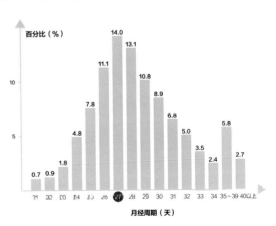

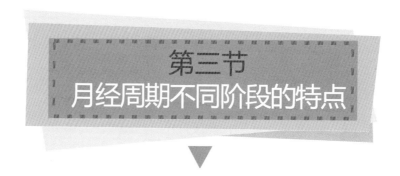

第三节
月经周期不同阶段的特点

月经周期可以分为两个阶段：月经来潮至排卵为第一阶段，排卵后至下次月经来潮为第二阶段。需要提醒的是，第一阶段和第二阶段的时间长度并不一定相同。

排卵前的卵泡发育阶段：长短不一、变幻莫测

月经周期秀第一阶段充满激情与活力。报春鸟将卵子从冬眠中唤醒，卵子的保护罩（卵泡）上会产生雌激素闺密，它们会成群结队地飞散到身体各个部位，并来到生命的舞台上做准备工作。雌激素闺密会建造子宫豪华套房的毛坯结构，然后打开生命之门，并制造宫颈黏液。同时有一个皇后卵子被选出来，它会不断成熟直至排卵。需要注意的是，整个过程所需的时间因人而异，差别很大。

有些月经周期是"短跑选手"，卵子成熟得非常快，极少数情况下，在月经周期的第 10 天就会排卵了。也有一些月经周期是"马拉松选手"，卵子需要好几个星期才能成熟至排卵。

排卵后的黄体期：相对稳定（11 ～ 16 天）

与丰富多彩的月经周期秀第一阶段相比，排卵后的月经周期秀第二阶段相对平静。原先皇后卵子的保护罩会变成黄体，它派遣出的孕激素在接下来的一个星期会把子宫内膜豪华套房装修好。孕激素会关上生命之门，并把宫颈黏液

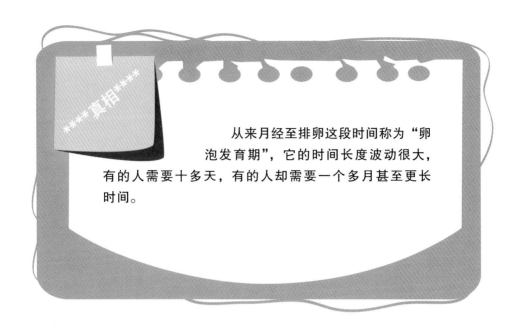

从来月经至排卵这段时间称为"卵泡发育期"，它的时间长度波动很大，有的人需要十多天，有的人却需要一个多月甚至更长时间。

牛产线也关闭掉，它们还会到大脑温度调节中心把体温升高 0.2～0.5℃，最后促使大脑总指挥颁布《排卵禁令》。需要指出的是，这一切的准备工作都是为了让可能到来的小生命在子宫里面更加安全、更加健康地成长。如果黄体最终没有收到小生命写给妈妈的信，就会把孕激素从子宫内膜召回去，接着子宫内膜豪华套房会被血液运输出体外。

　　排卵后至下次来月经这段时间主要是黄体在做协调工作，所以也称为黄体期。黄体的寿命比较稳定，大约为两个星期。因此，排卵通常发生在下次来月经前的两个星期左右。

第四节
女性什么时候会怀孕

我们在讨论月经周期长度的时候，不仅是为了知道下次什么时候来月经，更重要的是为了理解由于月经周期的波动导致可孕期也会前后波动。

当被问及女性什么时候会怀孕时，通常会得到以下答案：有人会说在月经周期中间；有人会说在月经周期第 14 天；有人会把精子的存活时间考虑进去，也许会说在月经周期第 10 ~ 16 天。事实上，这些回答不完全正确。需要强调的是，对可孕期的一知半解是非常危险的，也是导致现实中女性意外怀孕的主要原因之一。

男女共同的可孕期

由于精子最多可以存活 5 天，卵子最多只能存活不到 1 天（18 个小时），因此女性在一个月经周期内的可孕期为 6 天，即排卵前 5 天和排卵当天！其他时间都是"不孕期"。

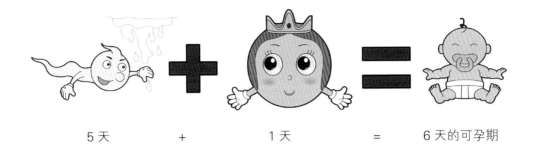

| 5 天 | + | 1 天 | = | 6 天的可孕期 |

尤其需要强调一下，在计算女性的可孕期时，千万不要忘记精子可以在女性体内存活 5 天，所以在排卵前 5 天性爱就会导致怀孕。

较早排卵——较早的可孕期

在有些月经周期中，卵子会迅速发育成熟。据统计，约有 5% 的月经周期的排卵会发生在第 12 天之前。在这种情况下，由于报春鸟在还有月经的最后几天就把卵子唤醒了，并且会有雌激素闺密开始工作，因此，即使在来月经的最后几天，女性的身体仍有可能会产生宫颈黏液。如果这时候性爱，女性就有可能会怀孕！

24 天的周期，第 11 天排卵																								
1	2	3	4	5	6	7	8	9	10	11	12	13	14	15	16	17	18	19	20	21	22	23	24
					可孕期																		
●	●	●	●							排卵													
卵子成长期												黄体期——排卵后阶段											

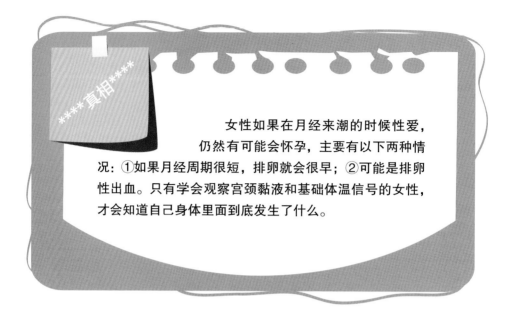

****真相****

女性如果在月经来潮的时候性爱，仍然有可能会怀孕，主要有以下两种情况：①如果月经周期很短，排卵就会很早；②可能是排卵性出血。只有学会观察宫颈黏液和基础体温信号的女性，才会知道自己身体里面到底发生了什么。

较晚排卵——较晚的可孕期

卵子被报春鸟叫醒后至完全成熟排卵的时间是不固定的，有的需要好几个星期。在有些"马拉松周期"中，排卵甚至发生在月经开始后的第 10 个星期。

当月经没有及时来时，也就是人们常说的月经延后的情况，女性可以利用早孕试纸测一下是否怀孕。如果早孕试纸检测没有怀孕，她们可能就会认为已经"安全"了。这个错误的结论是非常危险的，并可能会导致意外怀孕。这种情况可能是卵子成熟的时间延长了！需要提醒的是，这时候女性仍有可能怀孕。

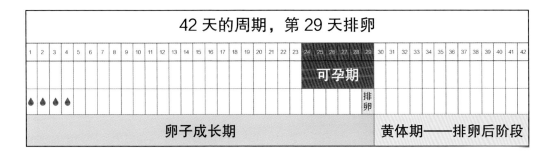

35 天的周期，第 23 天排卵

| 1 | 2 | 3 | 4 | 5 | 6 | 7 | 8 | 9 | 10 | 11 | 12 | 13 | 14 | 15 | 16 | 17 | 18 | 19 | 20 | 21 | 22 | 23 | 24 | 25 | 26 | 27 | 28 | 29 | 30 | 31 | 32 | 33 | 34 | 35 |

可孕期

排卵

卵子成长期　　　　　黄体期——排卵后阶段

42 天的周期，第 29 天排卵

| 1 | 2 | 3 | 4 | 5 | 6 | 7 | 8 | 9 | 10 | 11 | 12 | 13 | 14 | 15 | 16 | 17 | 18 | 19 | 20 | 21 | 22 | 23 | 24 | 25 | 26 | 27 | 28 | 29 | 30 | 31 | 32 | 33 | 34 | 35 | 36 | 37 | 38 | 39 | 40 | 41 | 42 |

可孕期

排卵

卵子成长期　　　　　黄体期——排卵后阶段

*****真相****

　　现在你知道，仅依据上一次来月经的时间是没有办法计算出接下来"安全期"的时间范围的。需要强调的是，不孕期只跟下一次排卵时间有关，而下一次的排卵时间受很多因素影响，是无法通过上一次月经时间准确推算的。

"前七后八"害死人

"前七后八"的算法在民间拥有极高的江湖地位，以为它是"安全期避孕"的主要依据，也是最典型的"日历推算避孕法"。下面我们剖析一下这种方法是否真的靠谱。

"前七"的算法

"前七"的算法认为，月经来潮前的 7 天应该是安全期。从理论上讲，月经来潮前的 7 天的确在黄体期的时间范围内，应该属于"安全期"。"前七"推算的前提是，你必须提前确定下次月经来潮的时间。假如上次月经是 10 月 15 日，那么下次月经是什么时候呢？一定会是 11 月 15 日吗？有没有可能是 11 月 10 日或者 11 月 18 日呢？因此，如果你无法提前确定下次月经来潮的时间，就没有办法应用"前七"的算法避孕。

需要特别指出的是，很多人会凭借自己的经验估算下次"应该"什么时候来月经，最终由于实际排卵提前或者延迟而导致意外怀孕。这并非安全期不安全，而是你算错了而已！

"后八"的算法

关于"后八"的算法有两种不同的理解。

有一些人误认为，月经结束后的 8 天都是安全期！这是最糟糕、最致命的误区！假如一个女性的月经出血时间为 5 天，有没有可能月经结束后接下来的 8 天都是安全期？也就是说，到了第 13 天性爱还有没有可能怀孕？

我们知道，排卵通常发生在下次月经来潮前的两个星期左右。假如这个女性的月经周期为 30 天，那么排卵可能发生在第 16 天左右。她如果在第 13 天性爱，但在第 16 天排卵了，由于精子可以存活 5 天，精子有机会与卵子结合，就可能导致意外怀孕。

　　总之，认为月经结束后的 8 天都是安全期是极其错误的。事实上，这可能恰好是最容易怀孕的时间！

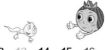

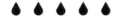

30天的周期，第16天排卵

　　还有些人误认为，月经开始后的 8 天都是"安全期"。我们再来做一道算术题。假如一个女性的月经出血时间为 5 天，在第 8 天（月经干净后 3 天）性爱会怀孕吗？精子是可以存活 5 天的，她如果在第 13 天排卵，就有可能怀孕。那么，女性有可能在第 13 天排卵吗？这就因人而异了。假如有些人的月经周期长度是 27 天，减去 14 天左右的黄体期，就有可能在第 13 天排卵，这种情况恰恰是最常见的。由此可见，"后八"的算法也不靠谱。总之，认为月经开始后 8 天是安全期也是非常片面和错误的。

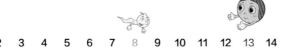

27天的周期，第13天排卵

　　事实上，"前七后八"算法的前提是，女性的月经周期都是固定的 28 天。在现实中，没有一个女性的月经周期是常年保持固定不变的 28 天。由此可见，"前七后八"的算法过于笼统，缺少严谨的科学依据。据统计，根据这种算法避孕的失败率在 50% 以上。

第五节
二次排卵的无稽之谈

很多人想当然地认为，一个月经周期内会有两次或多次排卵。这个说法一直有人相信的主要原因是，有很多女性声称在来月经前几天或在月经周期第28天性爱都意外怀孕了。她们认为，既然排卵发生在第14天，那么导致怀孕的一定就是第二次排卵了。她们把这种情况称为额外排卵、意外排卵、激情排卵……

事实上，这只是在此次月经周期中的第一次，也是唯一一次排卵时间的延迟而已！

女性一旦排卵，卵巢产生的孕激素会促使大脑总指挥立即颁布《排卵禁令》，禁止再次排卵！

那么，双胞胎或者多胞胎是怎么回事呢？尽管一个月经周期内只有一次排卵，但排卵不是一秒钟发生的，而是一个缓慢的过程，大约会持续6个小时。在这6个小时的排卵过程中，可能会有一个、两个或者多个卵子排出来。需要提醒的是，只要过了这个"窗口期"，就不会再有第二次排卵了。

第六节
有月经却无排卵的周期

皇后卵子成熟的时候，还需要大脑总指挥派遣排卵助手来帮忙，才能完成排卵。事实上，血液中雌激素水平必须达到一定临界值，大脑才会分泌排卵助手来协助完成排卵。

女性在某些压力情况下会造成血液中雌激素水平偏低，导致无法促使大脑派遣排卵助手来到卵巢，最终就无法完成排卵。在这种情况下，皇后卵子会滞留在卵巢里面，并逐渐消亡。卵泡也会慢慢萎缩，就不会产生雌激素闺密。由于没有排卵，就无法形成黄体，也就没有了孕激素，因此子宫内膜上也不会有豪华套房。此时，雌激素闺密在子宫里面建造的子宫内膜毛坯房也派不上用场了。随着卵泡的萎缩以及雌激素闺密的退场，子宫内膜毛坯房也会被打扫掉，变成经血流出体外。这就是无排卵周期。无排卵周期持续的时间长短不一，有时候短得令人生疑，只有 2 ～ 3 个星期。有时候它也会持续 6 ～ 12 个星期。有时它与正常月经周期的长度差不多，很容易混淆为正常月经周期。

持续地监测基础体温是分析月经周期中是否有排卵的有效手段。如果整个月经周期中没有明显的高温期，就说明该月经周期没有发生排卵。

月经周期表

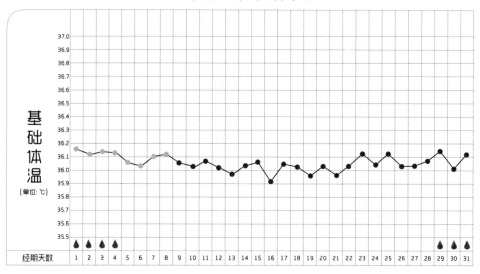

注：无排卵周期，体温没有明显升高，缺少月经周期秀第二阶段。

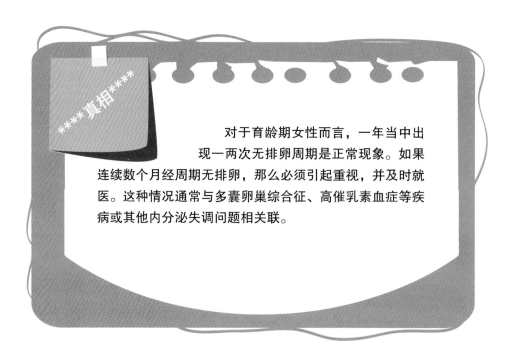

****真相****

对于育龄期女性而言，一年当中出现一两次无排卵周期是正常现象。如果连续数个月经周期无排卵，那么必须引起重视，并及时就医。这种情况通常与多囊卵巢综合征、高催乳素血症等疾病或其他内分泌失调问题相关联。

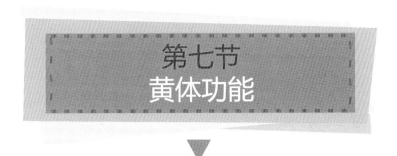

第七节
黄体功能

在月经周期秀第二阶段，黄体会分泌孕激素去做各项准备工作。孕激素为了顺利完成任务通常需要维持 11 ～ 16 天时间。在特殊的年龄段或者生活环境下，也会出现黄体提前退场的情况，例如有时黄体在排卵后第 7 天也会提前萎缩，并把孕激素撤下。这时候体温会下降，子宫内膜缺少了孕激素支持，就会形成月经出血。

黄体分泌孕激素的功能被称为黄体功能。需要注意的是，医学上利用黄体期的时间长短来衡量女性的黄体功能。如果黄体期（高温期）少于 10 天，则说明黄体功能不足。

当一个女性想要怀孕时，黄体功能不足就会成为一个大问题。在这种情况下，如果精子和卵子结合形成受精卵，当它在受精后 6 天左右满怀期待地到达子宫时，会失望地发现子宫里面竟然是以下情景：负责装修子宫内膜豪华套房的孕激素已经收拾行李走人了，再也没有人给小生命提供服务和营养了。很遗憾，在这种环境下的小生命无法存活下去！

月经周期表

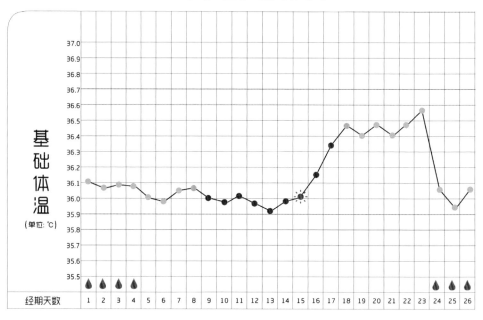

注：月经周期秀第二阶段（黄体期）只有一个星期。

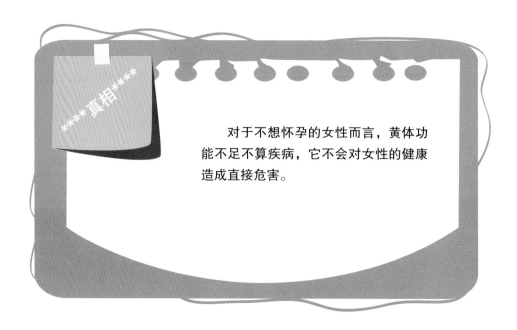

对于不想怀孕的女性而言，黄体功能不足不算疾病，它不会对女性的健康造成直接危害。

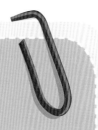

雌激素 vs 孕激素：相生相克

排卵前，卵子的保护罩（卵泡）会分泌雌激素。排卵后，卵子的保护罩演变成黄体并分泌孕激素。雌激素与孕激素在月经周期中如同阴阳相生相克，维持体内激素的动态平衡。

雌激素是女性身体最好的闺密，属性阴柔，它会促使女性的某些生殖器官细胞（包括乳腺细胞、子宫内膜、宫颈细胞等）不停地繁殖。如果亢奋的细胞繁殖时间过长，则会使局部组织增生，甚至导致肿瘤。

孕激素则属性阳刚，可以抵消和抑制雌激素的分泌，让细胞不断成熟（分裂）并及时死亡，从而被新生细胞替代。

总之，如果育龄女性长时间无排卵或者黄体功能不足，就会造成雌激素主导的时间过长，导致孕激素抵消和抑制雌激素的时间过短，从而增加患乳腺肿瘤、子宫内膜癌等疾病的风险。

第八节
排卵期出血

　　排卵期出血是一种接近排卵期时的少量出血，极少数情况下出血量会比较多，容易与月经出血混淆。排卵期出血比较少见。

　　我们知道，随着卵子的不断成熟，越来越多的雌激素闺密会聚集到大脑总指挥部，请求派遣排卵助手去卵巢，帮助皇后卵子离开保护罩。一旦大脑总指挥同意派遣排卵助手后，雌激素闺密就会从生命的舞台上撤退。这个撤退过程会导致身体里的雌激素水平急剧下降，从而造成子宫内膜上的雌激素数量也快速下降，其结果可能会引起子宫内膜少量出血。

　　需要强调的是，排卵期出血不是疾病，不会对身体健康造成负面影响。

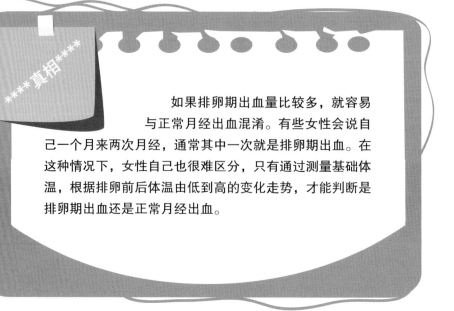

****真相****

　　如果排卵期出血量比较多，就容易与正常月经出血混淆。有些女性会说自己一个月来两次月经，通常其中一次就是排卵期出血。在这种情况下，女性自己也很难区分，只有通过测量基础体温，根据排卵前后体温由低到高的变化走势，才能判断是排卵期出血还是正常月经出血。

第九节
排卵性腹痛

女性在排卵过程中有可能会有腹部疼痛，称为排卵性腹痛。

输卵管口强烈收缩

如果女性感觉到腹部的左边或右边有痛感，就可能是某一边的卵巢里有一个皇后卵子正在成长。卵巢里有很多雌激素闺密聚集在一起，导致靠近子宫一端的输卵管口肌肉不断收缩，并产生痛感。

卵泡膨胀

接近排卵时，卵泡会不断长大，其直径可以达到 2 厘米左右，处于极度膨胀的状态。它会变得越来越薄，但张力越来越大，这种巨大的张力会产生疼痛感。

卵泡液刺激腹腔黏膜

排卵以后，卵泡液会流出来，其中少量卵泡液会流入腹腔，从而刺激腹腔黏膜，导致疼痛。

在能观察到宫颈黏液的时候，如果腹部感受到针刺或者痉挛的痛感，疼痛时间或长或短，有时候甚至会痛好几天，这时候你不需要担心，可能只是排卵性腹痛！

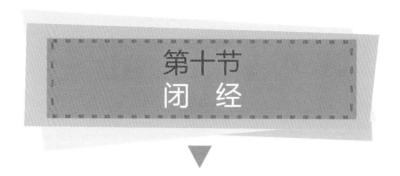

第十节

闭 经

当身体条件极端糟糕时，大脑总指挥部会立即召开紧急会议，把身体的新陈代谢调整到危机状态！所有的物资和能量都会集中起来支持生命保障系统，因为这是维持生命所必需的。

对身体来说，月经周期是一种非常珍贵的奢侈品。在艰难时期，身体无法承担这种奢侈品，因此月经周期会被暂时取消！

闭经是身体对外界压力最强烈反应的结果。如果闭经时间超过半年，身体的雌激素就会不足。需要强调的是，雌激素对女性的身体健康和幸福感至关重要！如果长期没有雌激素闺密，身体就会变得很糟糕，并导致许多身体疾病，比如骨质疏松症、心肌梗死、血栓等。因此，应当尽快查出闭经的原因，并加以治疗。如果原因不明，也可以在医生指导下暂时使用人工雌激素。

第四章

避孕的本质

  大家学习避孕知识的最终目的是为了在两性关系中保护自己，避免意外怀孕，这也是享受"性福"的基础。

  本章内容将会让你明白避孕的本质是什么，并且理解如何评估避孕方法的效果。

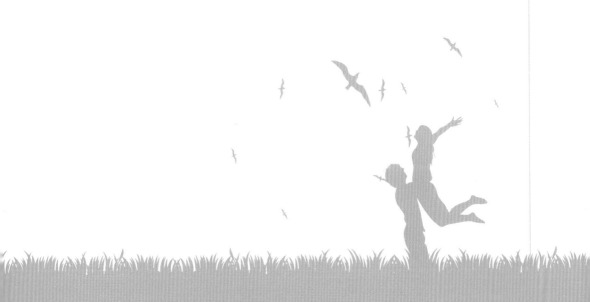

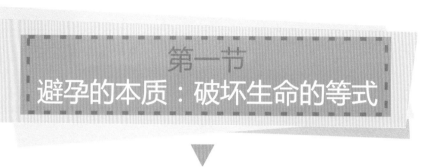

第一节
避孕的本质：破坏生命的等式

精子在有宫颈黏液时进入女性生命的舞台，并和卵子相遇，就有可能形成一个新生命，这就是生命的等式！

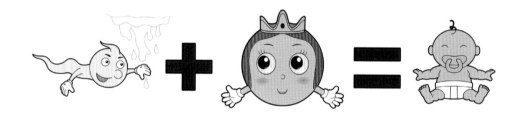

所有避孕方法的本质都是通过破坏生命的等式，使它不再成立。破坏生命的等式有以下几个可能性：

01

避免精子和卵子同时出现

如果选择在没有宫颈黏液和卵子的时候性爱，精子进入阴道后就会被"酸死"。这对女性的身体没有任何干预和影响，是最自然、最健康的避孕方法。

阻止精子进入生命的舞台

对于保护女性的身体来讲，阻止精子进入生命的舞台是比较理想的一种方式，因为这样不会干扰女性的生理周期。可以通过使用避孕套、杀精剂、体外射精或者男性结扎等方法阻止精子登台。

抑制排卵和宫颈黏液

为了阻止女性身体制造宫颈黏液、抑制排卵，需要对女性的身体和生理周期进行强烈干预。采用人工激素（避孕药）干预可以达到这些目的。

阻碍小生命的发育

假如冠军精子已经与皇后卵子结合，并形成了小生命，这时候要破坏生命的等式的难度就非常大了。这不仅要干扰女性的身体，还要阻碍一个新生命的继续成长。可以采用人工流产、药物流产等方法阻碍小生命的发育。

此外，我们知道怀孕的本质就是精子与皇后卵子结合后形成受精卵，并在子宫里面着床发育。我们可以把怀孕过程分解为以下三个步骤：

第一步，皇后卵子进入输卵管的壶腹部，等候精子的到来。

第二步，精子穿过阴道、子宫颈、子宫，来到输卵管与卵子结合，并形成受精卵。

第三步，受精卵沿着输卵管向子宫挪动，并在一个星期后到达子宫，并在子宫里着床发育。

避孕的本质就是阻断怀孕过程中的任意一个环节，从而达到避孕的目的，具体有以下几种方法：

1. 错开精子和卵子相遇的时间（自然避孕法）。

2. 杀死精子（杀精剂）。

3. 阻止精子进入输卵管（避孕套、结扎）。

4. 抑制排卵（避孕药等激素避孕法）。

5. 阻止胚胎着床发育（避孕环、人工流产）。

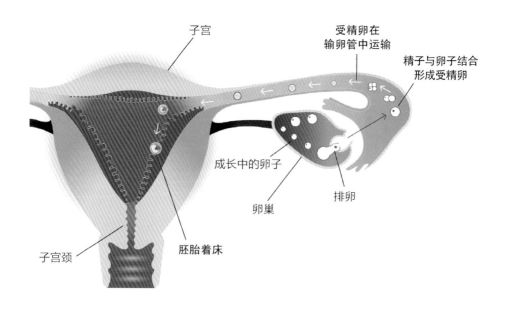

第二节
如何理解避孕方法的可靠性

珀尔指数（也称为珍珠指数、比尔指数）是国际上用来衡量某种避孕方法的可靠性指标，表示某种避孕方法的年失败率。

具体来说，如果有 100 位育龄女性采用某种避孕方法，在 1 年时间（12 个月）内，有 1 名女性意外怀孕，则该方法的珀尔指数为 1，或者称其安全性为 99%。

因此，珀尔指数越小，说明所采用的避孕方法越可靠。需要指出的是，如果珀尔指数小于 1，就属于最高安全级别的避孕方法了。根据德国《避孕节育指南》的统计数据，常见的避孕方法与珀尔指数关系如下：

避孕方法	珀尔指数	安全性	安全级别
结扎、短效避孕药、激素避孕环、皮下埋植、科学的自然避孕法等	小于 1	大于 99%	非常可靠
含铜避孕环、避孕套等	1 ～ 5	95% ～ 99%	比较可靠
体外射精、杀精剂、避孕膜、计算安全期、排卵测试仪、避孕试纸等	大于 5	小于 95%	不可靠

****真相****

　　许多人会把 99% 的避孕安全性理解为：如果性爱 100 次，就有 1 次意外怀孕的概率。事实上，这是完全错误的。由于女性在一个月经周期中只排一次卵，因此只能怀孕一次。需要提醒的是，在一个月经周期内，性爱的次数是不受限制的。

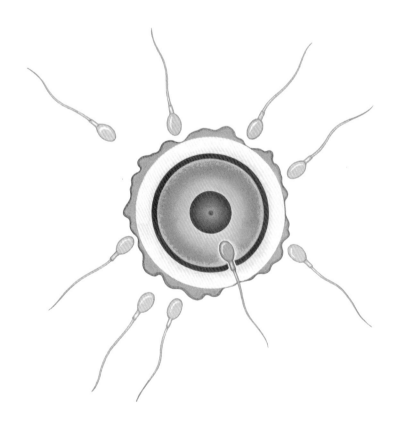

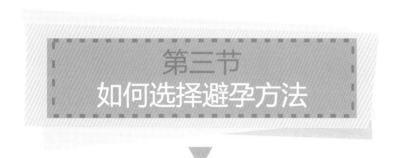

第三节
如何选择避孕方法

你为什么要避孕呢？事实上，采取避孕措施是为了更安全、更安心、更舒适、更健康地享受性生活。绝大多数人都期望采用安全可靠、无隔膜、无副作用的避孕方法。因此，在选择避孕方法时，应该考虑以下几个方面的因素：

1. 避孕方法的可靠性。可靠性是选择避孕方法的首要因素。不科学、不可靠的避孕方法，如体外射精、计算安全期等会导致女性意外怀孕，最终以人工流产和伤害女性的身体健康为代价。

2. 对女性身体健康的影响。有些避孕方法（如避孕环、避孕药等）虽然非常可靠，但是对女性健康有负面影响。如果选择这些避孕方法，就要考虑是否愿意承受其带来的副作用。

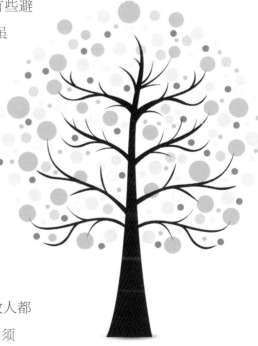

3. 对女性生育力的影响。由于生育力一旦破坏通常是不可逆的，因此尚未生育的女性或者考虑再生育的女性不宜选择对生育力有伤害的避孕方法。

4. 对性爱质量的影响。大多数人都追求无隔膜的性爱方式，但是这必须基于安全避孕为前提。尤其对女性而言，安全的两性关系是"性福"的重要前提。

5. 预防性传播疾病。需要强调的是，在不明确对方是否患有性病或艾滋病的情况下，男女双方发生性关系是高危性行为！这种情况下，避孕套将是不二的选择！

第五章

现代自然避孕法

　　从 20 世纪 50 年代开始，自然避孕法就在欧洲医学界被不断研究和推广。在许多西方国家，自然避孕法已经成为继避孕套、避孕药之后，使用人数最多的避孕方法之一。例如，在德国有近 15% 的女性长期使用自然避孕法。

　　随着我国全面二孩政策的实施和计划生育政策的转型，自然避孕法越来越被政府相关部门所认可和重视。2016 年，浙江省将"推进自然避孕技术的研究与推广"纳入《浙江省卫生和计划生育事业发展"十三五"规划》。

　　本章将对自然避孕法的原理、应用方法作详细的讲述。

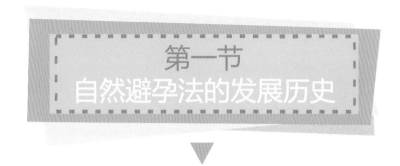

第一节
自然避孕法的发展历史

20 世纪 30 年代，德国亚琛市的天主教神父威尔海姆·席勒布朗（Wilhelm Hillebrand）就开始探索女性的基础体温与排卵的关系。

1954 年，慕尼黑大学医学院的德凌教授（Prof. Döring）首次证实女性排卵后基础体温会升高 0.2℃以上。这一发现奠定了通过基础体温分析排卵时间以及不孕期与可孕期的理论基础。德凌教授也因此被誉为"基础体温之父"。

20 世纪 60 年代初，澳大利亚的比林斯教授（Dr. John Billings）发现了宫颈黏液的变化规律，并提出了宫颈黏液观察法。

1965 年，奥地利的罗泽教授（Dr. Josef Rötzer）把基础体温与宫颈黏液结合起来分析女性月经周期中的可孕期和不孕期，并提出了症状体温法。

由于不同学派之间的理论、评判标准差异很大，自然避孕法的应用推广效果也不甚理想。为此，德国政府成立了自然避孕研究中心，目的是为了总结前人经验，研究出一套科学、可靠、相对简单、可供普通民众日常操作的自然避孕方法。

历时 8 年，德国自然避孕研究中心研究出一套将基础体温与宫颈黏液相结合的自然避孕法——SensiPlan 症状体温法（SensiPlan Sympto-thermal method）。针对德国 900 位女性（共 12386 个周期数据）的前瞻性研究结果显示，自然避孕法的有效性高达 99.6%（珀尔指数仅为 0.4）。使用该方法一年后的弃用率仅为 9.2%。综合评估认为，该自然避孕方法安全有效、操作简单，深受群众喜

　　爱，达到了项目预期效果。

　　20世纪80年代末，《自然避孕法》作为德国自然避孕研究和推广的官方指导文献正式出版。此后，德国培养了一千多名自然避孕咨询师，向民众提供自然避孕法的培训和咨询服务。在此期间，德国科学家还结合临床研究成果，成功研发出世界首款智能自然避孕产品——蕾迪康经期计算机。

　　在德国，自然避孕法是医学领域的一门独立学科，拥有官方的教材、完善的培训体系和临床研究机构。另外，国际上许多自然避孕法推广机构也在引用德国的临床研究成果。

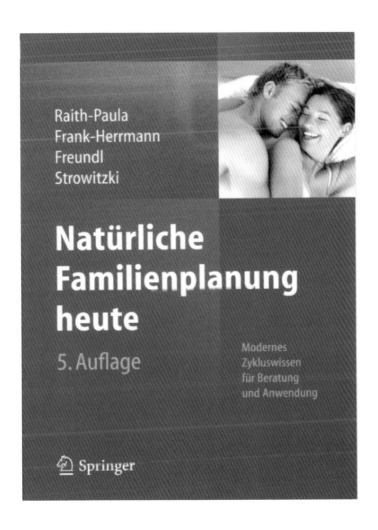

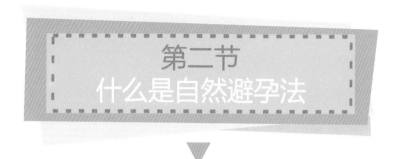

第二节
什么是自然避孕法

自然避孕法的定义

自然避孕法也被称为自然生育规划法，它是指通过观察和记录女性月经周期过程中的自然生理特征（基础体温、宫颈黏液、子宫口位置等）的变化规律，然后基于科学的评判标准，准确地分析出月经周期中的可孕期（危险期）和不孕期（安全期），从而达到安全避孕的目的。

自然避孕法的优点

相比避孕套、避孕药、避孕环等传统的避孕方法，自然避孕法具有以下优点：

1. 不使用任何避孕药具，对女性身体健康无任何副作用。
2. 不孕期时不需戴避孕套，从而提高性生活质量，是最舒适的避孕方法。
3. 使用自然避孕法时需夫妇双方密切配合，从而促进夫妻感情沟通。
4. 可以让女性更加了解自己的身体，更加乐观和自信地对待两性关系。
5. 能及时发现无排卵、黄体功能不足等妇科问题。
6. 适合哺乳期避孕。

安全期避孕 ≠ 自然避孕法

根据自然避孕法的定义，自然避孕法具有科学严谨的理论基础，并被临床研究证明是科学有效的避孕方法。

常见的"安全期避孕"只是根据月经时间和个人经验进行估算，缺乏理论依据，失败率极高（超过 50%）。

体外射精≠自然避孕法

体外射精是古老的避孕方式，因其简单方便而备受青睐，但是这种方法容易造成避孕失败。男性在性交的过程中，即使没有射精也会有少量精液流出，只是一般感觉不到而已，在这些溢出的精液中包含了几百万个精子，足以让女性怀孕！

总之，体外射精、性爱中途戴避孕套都是不科学的避孕方法，更不是自然避孕法。

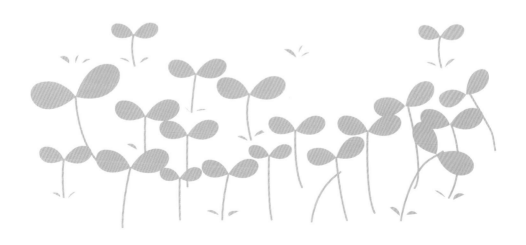

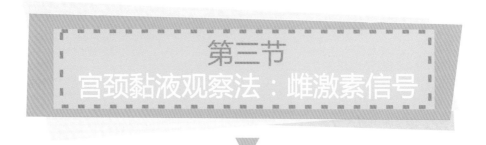

第三节
宫颈黏液观察法：雌激素信号

如何观察宫颈黏液

宫颈黏液是女性最重要、最明显的可孕期信号，你可以感觉到、触摸到和看到它！

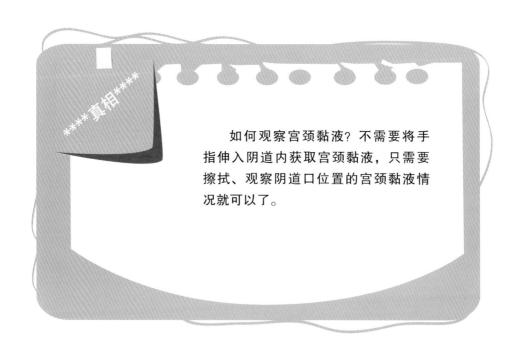

****真相****

如何观察宫颈黏液？不需要将手指伸入阴道内获取宫颈黏液，只需要擦拭、观察阴道口位置的宫颈黏液情况就可以了。

身体信号 1：你感觉到了吗

通常在月经结束后几天，或者是排卵后几天，阴道口会出现干燥的感觉。这说明雌激素闺密退场了，身体里也没有宫颈黏液。

当你感觉到阴道口潮湿的时候，则表明：报春鸟在卵巢中唤醒了卵子，第一批雌激素闺密已经到达子宫颈的健康中心，并开始制造宫颈黏液了。

当你感觉到阴道口非常湿润，或者感觉有液体从阴道流出来，则说明：雌激素闺密正在制造大量的宫颈黏液，皇后卵子即将要被排出了。

身体信号 2：你触摸到了吗

有时候，用手指或卫生纸去触摸阴道口时，你会感觉到又湿又滑。这表明：很多雌激素闺密在做准备工作，皇后卵子做好准备了，大量的宫颈黏液不断涌出子宫颈！

身体信号 3：你看到了吗

根据雌激素闺密的数量不同，宫颈黏液的外观看起来也会不一样。

如果你在月经周期中第一次看见混浊、块状、乳白色或黄白色的黏液，就说明雌激素已经制造了足够多的宫颈黏液，并流入了阴道，因此可以在阴道口看见。

在宫颈黏液的高峰期，宫颈黏液的量会越来越多，并且变得稀薄、清澈透明，像鸡蛋清一样，还可以拉成细丝而不断。这时候阴道口的"湿润感"会更加明显。这种情况称为"高质量宫颈黏液"，它说明：你身体里面有很多雌激素闺密，皇后卵子也做好准备啦！

有时候你会发现，前一天宫颈黏液的量还很多，并且透明、拉丝度高，可到了第二天，宫颈黏液的量明显减少了，变得混浊、黏稠，几乎没有弹性，甚至在阴道口也看不到它了。这种情况说明：皇后卵子已经排出了！

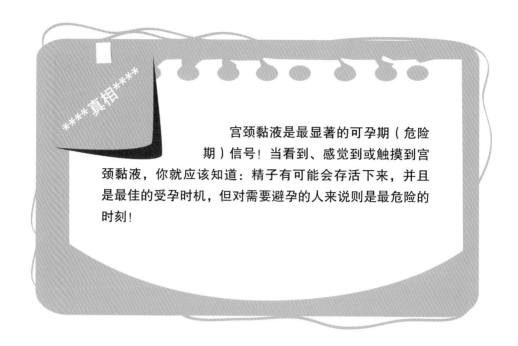

****真相****

宫颈黏液是最显著的可孕期（危险期）信号！当看到、感觉到或触摸到宫颈黏液，你就应该知道：精子有可能会存活下来，并且是最佳的受孕时机，但对需要避孕的人来说则是最危险的时刻！

宫颈黏液的变化规律

宫颈黏液的性质、形态和分泌量受雌激素水平的影响，呈周期性变化。

第一阶段：干燥期

在月经干净后的前几天，由于卵巢分泌的雌激素太少，宫颈黏液非常黏稠，不会流入阴道。这时阴道口会非常"干燥"，阴道口看不到任何宫颈黏液，精子会被阴道环境"酸死"，因此是不孕期（安全期）。

第二阶段：低质量黏液

随着卵泡不断变大，分泌的雌激素越来越多，它们制造的宫颈黏液的量也会逐渐增加。另外，雌激素还会增加宫颈黏液的水分和流动性，导致阴道口有潮湿感，或者可以看到少量混浊、块状、黄白色的黏液。

由于精子可以存活下来，因此这时候是可孕期（危险期）范围。

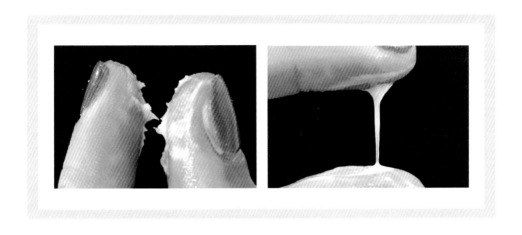

第三阶段：宫颈黏液高峰期

随着体内雌激素水平的进一步提高，宫颈黏液越来越多，并由于含水量增加而变得稀薄、透明，更有利于精子通过。这时的宫颈黏液有较强的延展性，能拉成细丝而不断，拉丝度可达 10 厘米以上。

这时是宫颈黏液的高峰期，阴道口的湿润感也更加明显，精子最容易存活下来。此时性爱是最容易怀孕的！

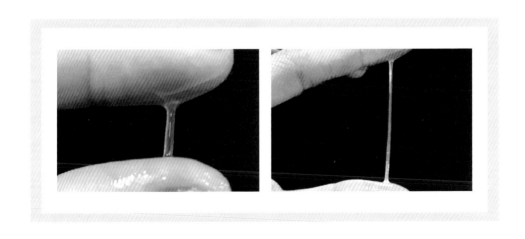

第四阶段：排卵后的干燥期

排卵后，雌激素水平下降，孕激素水平急剧上升，宫颈黏液变得极其黏稠、混浊，而且延展性差、易断裂，在子宫颈管内形成黏液栓，不利于精子通过子宫颈。

　　这时阴道口又逐渐出现干燥的感觉，由于精子会被阴道环境"酸死"，因此此时至下次月经来潮为止都是不孕期（安全期）。

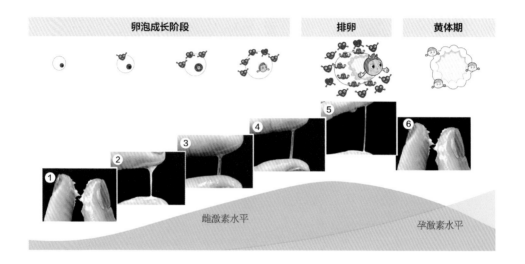

根据宫颈黏液判断可孕期和不孕期

规则 1：判断排卵前不孕期

　　月经结束后几天，当女性感觉阴道口干燥或看不到任何宫颈黏液时，可以判断为不孕期（安全期）。

规则 2：排卵前可孕期的开始时间

　　月经结束后，一旦在阴道口开始感觉到潮湿，或在阴道口发现了宫颈黏液（黏稠、混浊、块状、乳白色或黄白色），就应判断为可孕期（危险期）。

规则 3：排卵后不孕期的开始时间

如果你每天观察宫颈黏液的情况，并记录下来，当前面几天宫颈黏液质量都很好，突然有一天宫颈黏液质量明显下降，即分泌量少、拉丝易断、变得混浊，甚至黏液消失，就可以判断高质量黏液的最后一天为"宫颈黏液峰值"。在宫颈黏液峰值的 3 天后，即第 4 天开始判断为排卵后不孕期。

宫颈黏液观察法的避孕可靠性

正常情况下，大部分女性可以通过观察宫颈黏液的情况，大致判断自己的排卵期。由于不同女性对宫颈黏液的掌握程度不一样，而且宫颈黏液易受妇科炎症、个人卫生等情况影响，仅依靠宫颈黏液观察法来避孕的有效性约为80%，属于不可靠的避孕方法。

需要强调的是，对于备孕中的女性来说，在宫颈黏液高峰期性爱能提高怀孕的概率。

在正常情况下，随着卵泡的发育，卵泡分泌的雌激素会产生高质量的宫颈黏液。在某些情况下，譬如女性在排卵前几天突然精神受到刺激，会使大脑总指挥感受到来自外界的压力。在这种情况下，人脑会认为女性的身体不能承受一个新生命的到来，就不会派遣排卵助手去卵巢帮忙完成排卵。

尽管卵泡已经长到很大了，由于无法完成排卵，这个优势卵泡就会萎缩消亡，并引发雌激素水平快速下降，从而导致宫颈黏液消失。

几天后，身体又会重新选出一个皇后卵子，并形成一个新的优势卵泡。它分泌的雌激素又会逐渐产生高质量的宫颈黏液，从而形成宫颈黏液的二次峰值，甚至多次峰值。这种现象多数发生在女性生活习惯突然变化、外界压力变大、哺乳期结束、停服避孕药等情况下。

因此，不能单纯地依靠宫颈黏液的变化判断是否已经排卵，必须与基础体温方法相结合才能获得安全可靠的自然避孕。

宫颈黏液观察法的缺点

首先，单纯的宫颈黏液观察法的避孕失败率相对较高。在有些情况下，阴道底部会有足够多的宫颈黏液，而阴道口却无法发现宫颈黏液。在这种情况下，如果判断为不孕期（安全期），就容易出现意外怀孕。此外，宫颈黏液的二次峰值或多次峰值也是误判排卵后不孕期的重要原因。

其次，缺乏量化的判断标准。"干燥、潮湿、润滑、混浊、黏稠"等宫颈黏液性质的判断存在个人主观差异，缺乏一个数量化的判断标准。需要强调的是，每个女性的宫颈黏液性质都不一样，即使同一个女性，宫颈黏液的性质也会不断地变化，通常情况下需要长时间追踪培训，才能学会熟练应用。

最后，由于使用卫生巾或阴道炎症等因素，部分女性始终感觉阴道口"潮湿"，就会延长"危险期"的时间，从而影响夫妻对自然避孕法的接受度。

基于以上原因，国际上对自然避孕技术的研究和开发仍聚焦于基础体温的应用，而不是宫颈黏液。

第四节
基础体温法：孕激素信号

基础体温与排卵的关系

从整个月经周期来看，由于月经来潮至排卵这段时间的孕激素水平极低，因此基础体温也会相对比较低。排卵后，为了给小生命创造更加温暖的着床和发育环境，卵巢分泌的孕激素会促使大脑总指挥把体温调高 0.2 ～ 0.5℃，此后每天测量的基础体温会维持高位，直到下次月经来潮前再下降至原先水平。

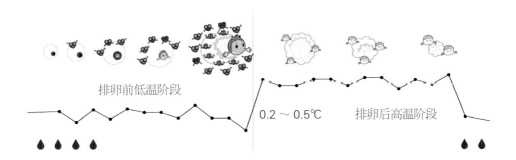

排卵前低温阶段　　　　0.2 ～ 0.5℃　　排卵后高温阶段

总之，可以通过描绘基础体温曲线图捕捉排卵的时间。通常排卵发生在基础体温升高的前 1 ～ 2 天或体温升高当天。与宫颈黏液观察法相比，基础体温法最明显的优势是可以量化分析，即可以清晰测量出体温数值，从而避免主观判断的误差。从 20 世纪 50 年代开始，基础体温在医学上被广泛应用于判断女性排卵功能和黄体功能。

　　不同女性的体质不一样，因此基础体温的绝对值也会不同。但是，对于同一个女性而言，排卵前后的基础体温变化是非常明显的，而且还有规律性。

根据基础体温判断不孕期

　　从月经来潮开始每天测量基础体温，如果出现基础体温升高，并连续 3 天保持高位，且比升高前 6 天体温的最高值高出 0.2℃以上，就可以判断基础体温升高 3 天后开始为不孕期，即第 4 天开始至下次月经来潮前为不孕期。

　　如果第 3 个高温值与前 6 天的最高值相差不到 0.2℃，而第 4 个高温值比升高前 6 天的最高值还要高，就可以判断体温升高的第 4 天开始是不孕期。

月经周期表

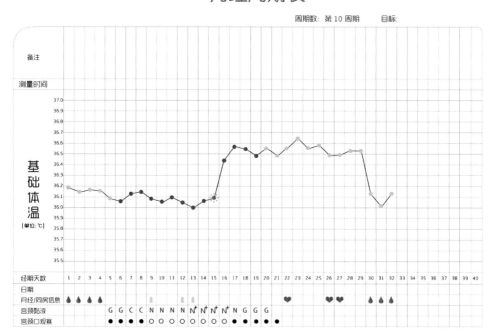

　　注：① ●表示可孕期；② ●表示不孕期；③ ▲表示经期；④ ♥表示无措施性爱；⑤ ▮表示戴避孕套性爱；⑥ ●表示宫颈口闭合；⑦ ○表示宫颈口张开。

传统基础体温法的优缺点

事实上，基础体温法还有许多判断不孕期和可孕期的规则，以及特殊情况下的分析方法，但需要深入学习和不断练习才能熟练掌握。本书因篇幅限制，只能简单介绍。

基础体温法的优点

如果能够熟练掌握基础体温法，就可以达到99%以上的避孕效果。

通过分析基础体温曲线图，不但可以知晓女性的排卵情况，而且还能判断每个月经周期的黄体功能情况。

基础体温法的缺点

在实际操作中，传统的基础体温法存在着以下问题：

第一，普通体温计测量的时间需要5～10分钟，往往测量到的基础体温会偏高，从而影响分析结果。

第二，手工画基础体温曲线比较麻烦，普通女性不易坚持。

第三，感冒、发热、压力、熬夜等因素也会引起基础体温波动，个人往往无法识别这些波动与排卵之间的关系。

第四，只有极少数专业人士才真正懂得分析基础体温曲线，并依据基础体温法进行安全避孕。需要注意的是，普通女性很难熟练地掌握基础体温法。

鉴于以上多种原因，基础体温法很难广泛用于指导自然避孕。

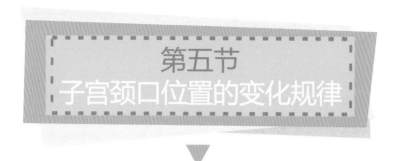

第五节
子宫颈口位置的变化规律

子宫颈口（生命之门）会在雌激素和孕激素的作用下发生周期性的变化。

你可以用一根或者两根洗干净的手指伸入阴道，并向上摸索。首先你会触摸到阴道壁上小小的褶皱，然后手指会碰到一个光滑、球状的表面，这就是子宫颈！子宫颈的表面如同细嫩柔滑的樱桃，与布满褶皱的阴道完全不同，很容易区分。这种触感是独一无二的。

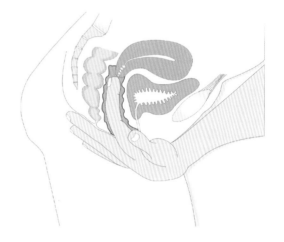

你还可以在子宫颈上摸到一个小小的口子，这就是子宫颈口了。没有生过小宝宝的女性的子宫颈口是圆圆的，生过小宝宝的女性的子宫颈口会像一条细缝。

月经刚结束时：坚硬、子宫颈口关闭

在来月经期间，子宫颈口会微微张开，以便经血流过。月经结束之后到第一批雌激素闺密出现前这段时间，子宫颈会比较坚硬。由于子宫颈开口非常小，黏稠的宫颈黏液会堵住子宫颈口，因此生命之门是关闭的。

此时，女性生理上处于不孕期。

排卵期：柔软、子宫颈口打开

雌激素周密把生命之门慢慢地打开，子宫颈开口为 0.50 ～ 0.75 厘米，同时会有很多的宫颈黏液流出来。子宫颈口的充血越来越多，并且变得很柔软。需要提醒的是，有些女性的整个子宫会向上移动。

排卵后：生命之门再次关闭

排卵后，子宫颈口会关闭，子宫颈又会变得坚硬。由于整个子宫会向下移动，回到原来的位置，因此手指很容易触摸到子宫颈口。

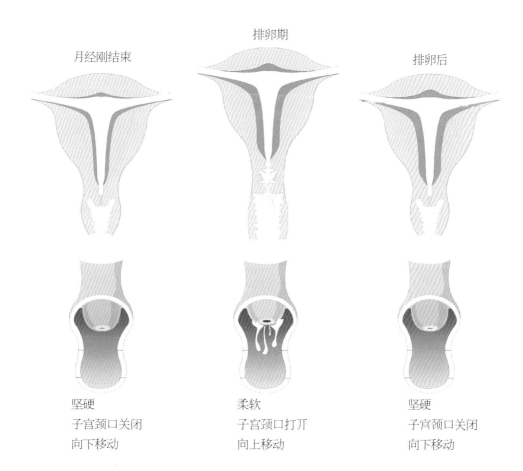

月经刚结束 　　　排卵期 　　　排卵后

坚硬　　　　　　柔软　　　　　　坚硬
子宫颈口关闭　　子宫颈口打开　　子宫颈口关闭
向下移动　　　　向上移动　　　　向下移动

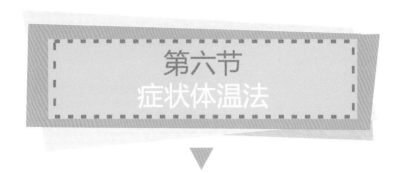

第六节
症状体温法

　　宫颈黏液和基础体温是女性月经周期中很重要的两个身体信号。需要提醒的是，单独使用宫颈黏液观察法或基础体温法判断可孕期和不孕期有不少局限性。因此，将这两个身体信号结合在一起使用，可以互相印证和互相弥补，形成"双保险"，从而达到更加可靠有效的避孕目的。

　　这种将宫颈黏液观察法和基础体温法融合在一起的自然避孕法被称为症状体温法，它是国际上应用最为广泛的自然避孕法。

可孕期和不孕期的判断方法

　　为了安全避孕，只有同时满足以下两个判断规则时，才可以确定为不孕期。

排卵前的判断规则

　　规则1：当女性感觉阴道口干燥或没有发现宫颈黏液时，就可以判断为不孕期；一旦女性感觉阴道口潮湿或发现宫颈黏液时，就可以判断为可孕期。

　　规则2：月经开始后5天内是不孕期，第6天开始为可孕期。

排卵后的判断规则

　　规则1：宫颈黏液峰值的3天后，即第4天开始可以判断为不孕期。

规则 2：如果基础体温连续 3 天保持高位，且比升高前 6 天的最高值高 0.2℃以上，那么第 4 天开始至下次月经来潮前为不孕期。

案例分析

冯小姐将每天测量的基础体温和宫颈黏液情况记录在下面这张月经周期表中，她这次月经周期长度为 30 天。

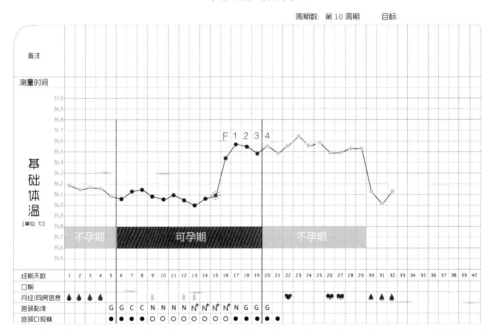

注：① ●表示可孕期；② ●表示不孕期；③ ▲表示经期；④ ♥ 表示无措施性爱；⑤ ▲ 表示戴避孕套性爱；⑥ ●表示宫颈口闭合；⑦ ○表示宫颈口张开。

排卵前的判断规则：

1. 根据宫颈黏液观察结果显示，月经后第 5 天和第 6 天为"干燥"。

2. 月经开始后 5 天内为不孕期。

根据以上两个判断规则，月经开始后 5 天内为不孕期。

排卵后的判断规则：

1. 月经第 16 天是高质量宫颈黏液的最后一天，第 17 天开始宫颈黏液质量明显下降。根据宫颈黏液观察法规则，第 20 天开始为不孕期。

2. 基础体温在第 16 天开始升高，第 16 天、第 17 天、第 18 天均高于之前 6 天的最高值 0.2℃以上。因此，可以判断第 19 天开始为不孕期。

根据以上两个判断规则，第 20 天开始为不孕期。

综合排卵前和排卵后的判断规则，在该月经周期中，第 1 ～ 5 天为不孕期，第 6 ～ 19 天为可孕期，第 20 ～ 29 天为不孕期。

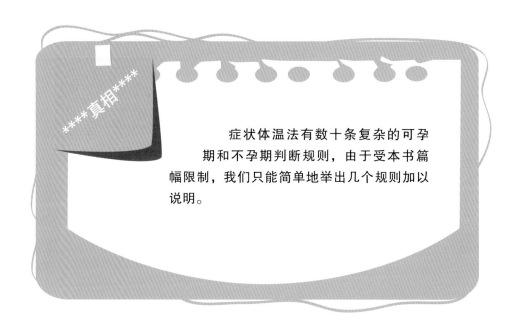

****真相****

症状体温法有数十条复杂的可孕期和不孕期判断规则，由于受本书篇幅限制，我们只能简单地举出几个规则加以说明。

症状体温法的优缺点

症状体温法的优点

1. 与单独的宫颈黏液观察法或基础体温法相比，症状体温法由于有"双重保险机制"，因此避孕安全性更高。在正确使用的情况下，避孕的有效性可以高达 99% 以上。

2. 当借助单独的宫颈黏液观察法或基础体温法无法明确判断时，症状体温法可以更加可靠地识别可孕期或不孕期。

3. 使用症状体温法的女性可以更加全面地了解自己的月经规律和生理情况。

症状体温法的缺点

1. 与单独的宫颈黏液观察法或基础体温法相比，用症状体温法判断出来的可孕期时间更长。

2. 使用症状体温法的女性，每天既要坚持观察和记录宫颈黏液情况，又要坚持测量基础体温和画体温曲线。它比使用单一的方法更加烦琐，工作量更人，操作起来也更加复杂。

事实上，症状体温法有数十条复杂的可孕期和不孕期判断规则。德国的实践经验表明，通常情况下女性（或夫妻）需要经过 3 个月一对一的培训、指导和反复实践，才能将症状体温法准确、熟练地应用于自然避孕！

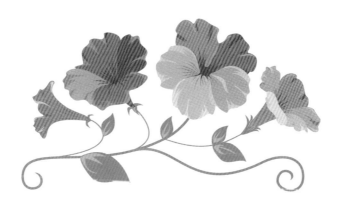

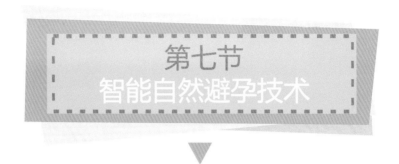

第七节
智能自然避孕技术

智能自然避孕技术是指将自然避孕法的原理与先进的计算机软件算法和技术相融合的一种智能高科技，以帮助女性准确、简单、快速地使用自然避孕。

与宫颈黏液、子宫颈口变化相比，基础体温是唯一可以客观量化的分析指标。因此，智能自然避孕技术的研究也主要聚焦在基础体温的应用上。

技术研发背景

从 20 世纪 50 年代开始，科学家便发现了基础体温与排卵的关系。对于普通女性来说，通过手工绘制基础体温图来判断不孕期和可孕期的操作过于烦琐、专业性要求高、不易坚持，而且万一分析错误还要承担意外怀孕的风险。因此，这种传统的自然避孕方法无法被广泛地接受和使用。

此后，德国科学家们尝试研发一种新的智能自然避孕技术，帮助普通女性简单可靠地自然避孕。20 世纪 80 年代，德国政府牵头成立"自然避孕研究中心"，全面负责自然避孕法的临床研究和推广工作。自此，妇科专家、计算机专家、社会学家、人类学家等都加入该领域的研究工作。他们采集了数百万组女性的月经周期数据，建立了全球最庞大的基础体温数据库。科学家们对采集到的数据库进行筛选、分析、编程，并于 1986 年研发出世界首款智能自然避孕产品——蕾迪康智能经期计算机。这是一台仅有手掌大小的微型计算机，由于操作方便，因此普通女性都可以通过测量早晨基础体温做到准确、简单、快捷地自然避孕。

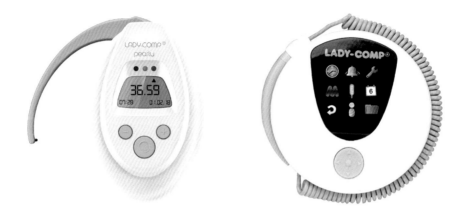

　　2016 年，浙江省完成了"自然避孕法推广应用研究课题"，德国蕾迪康智能自然避孕宝成为该课题唯一推荐的自然避孕技术。

产品结构

　　蕾迪康智能自然避孕宝由基础体温传感探头和计算机主机两部分组成。

　　基础体温传感探头采用特殊的温度感应复合材料（非传统体温计的不锈钢感应头），内含先进的基础体温数码传感系统，测量时间仅需 30 秒，可以快速、精确地测量基础体温，是当前国际领先的基础体温测量技术。

　　计算机主机含有德国 Lady-Comp 智能芯片，拥有数百万组月经周期数据和先进的 Algorithmus 基础体温分析软件，用户每天测量到的基础体温数据将被自动输入软件进行对比分析，然后设备屏幕会通过红绿灯来提示分析结果：绿灯表示不孕期（安全期），红灯表示可孕期（危险期）。

蕾迪康智能自然避孕宝畅销德国、瑞士、法国、英国、美国、加拿大、澳大利亚等 60 多个国家，并取得 ISO13485 等国际权威认证，也是迄今国际上唯一经过医学临床珀尔指数验证的智能自然避孕技术。

使用方法

女性用户每天早晨睡醒时使用设备自带的体温探头测量舌下基础体温，测量时间约为 30 秒钟，测量结束后，设备会有"嘀嗒"音提示，最后屏幕上会自动提示红绿灯：绿灯表示不孕期，如果在 24 小时内性爱，不用采取避孕措施；红灯表示可孕期，如果性爱，应采取避孕措施。

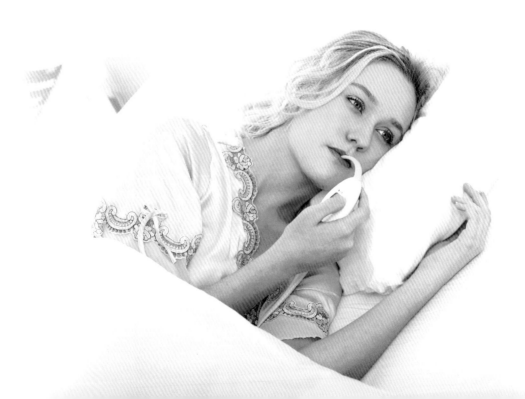

避孕的有效性（珀尔指数）

作为当前国际领先的智能自然避孕技术，德国蕾迪康智能自然避孕宝备受医学界的关注。

1998 年，德国杜塞尔多夫国立妇科医院的专家对 648 名德国和瑞士用户进行了长达 3 年的追踪调查，共采集了 10275 个月经周期数据，并将结果发布在著名的《避孕发展》杂志上。其结果显示，德国蕾迪康智能自然避孕宝的珀尔指数仅为 0.7，即避孕有效性高达 99.3%。

2010 年，波兰妇科学会对 510 名波兰用户进行追踪研究，得出其避孕有效性高达 99.36%，与德国专家的结果基本一致。

2016 年 12 月，《波兰妇科》发表临床研究报告，针对 14520 个月经周期数据的分析结果显示，德国蕾迪康智能自然避孕宝的珀尔指数仅为 0.49，即避孕有效性高达 99.51%。

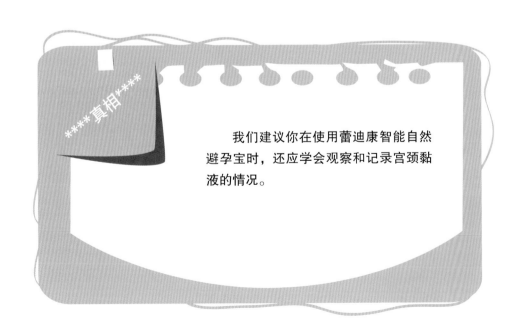

****真相****

我们建议你在使用蕾迪康智能自然避孕宝时，还应学会观察和记录宫颈黏液的情况。

未来发展趋势：云智能自然避孕

近几年，欧美自然避孕技术的发展趋势表明，基于互联网、智能设备、手机软件和云数据的"云智能自然避孕技术"将会成为未来自然避孕技术发展的趋势。云智能自然避孕技术除了拥有常见的智能自然避孕法简便、安全可靠、无隔膜、无副作用等优点之外，还可以将女性用户的个人体征数据（基础体温、宫颈黏液、性爱信息等）融入大数据算法，为用户提供实时互动的健康信息和避孕服务。

例如，蕾迪康智能设备测量的基础体温数据与"周期宝"APP 对接后，用户可以通过手机软件查看每天的红灯（可孕期）和绿灯（不孕期）的信息，夫妻之间还可以共享数据。此外，"周期宝"APP 还可以对用户基础体温数据进行二次处理，自动计算出无排卵周期、黄体功能不足、排卵功能是否正常、早孕、早期胎儿稳定状态、有效性爱的次数等信息，甚至还可以预警甲状腺功能亢进症、白血病等健康风险。这些信息可以实时反馈给用户，为安全避孕、孕期管理、女性生殖健康管理等提供精准、及时的信息和服务。

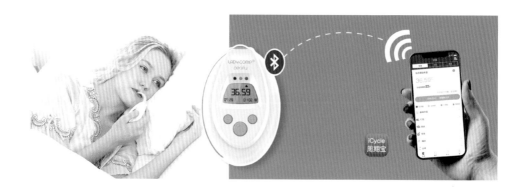

智能自然避孕技术的优缺点

智能自然避孕技术的优点

1. 相比避孕药、皮下埋植、避孕环等传统避孕方法，智能自然避孕技术对女性身体没有任何副作用，不干扰女性自然的生理周期和卵巢功能。

2. 对于不喜欢使用避孕套的夫妻来说，只需要在智能设备提示可孕期（红灯）时短暂禁欲或使用避孕套就可达到避孕目的，从而减少了使用避孕套的次数，大幅提高了性爱的质量。

3. 相比传统的基础体温法或宫颈黏液观察法，智能自然避孕技术操作简单，使用者不需要具备专业知识，也不用花精力记忆和练习复杂的自然避孕分析规则，更不用担心分析错误的风险，智能设备具有自动分析数据功能，其确保准确率达到 99.3% 以上。

4. 当智能设备与"周期宝"APP 连接后，云智能自然避孕技术可以让女性便捷、安全地自然避孕，还能全面了解自己的生理周期、排卵期、黄体功能等健康情况。

智能自然避孕技术的缺点

1. 智能自然避孕技术无法预防性病、艾滋病的传播。

2. 需要（尽量）每天测量基础体温，因此有些女性不容易做到。

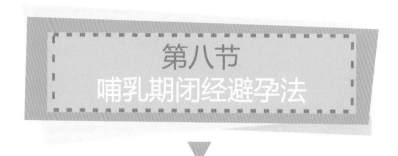

第八节
哺乳期闭经避孕法

哺乳期间的高催乳素水平会抑制排卵，从而延迟女性恢复生育力！绝大部分女性都会利用哺乳期闭经来避孕。

产后生育力的恢复与哺乳的频次有直接关系。哺乳的频次越高，催乳素的水平下降就越慢，产后自然的不孕期时间也就越长。需要提醒的是，不哺乳或者不全哺乳的女性会更早地恢复月经。

全哺乳闭经避孕法

全哺乳是指婴儿不吃奶粉和辅食，也不用安抚奶嘴，完全依赖母乳喂养，每天哺乳至少 6 次。需要提醒的是，夜间哺乳时间间隔不超过 6 个小时。

对于全哺乳的女性而言，产后 6 个月内只要没有恢复月经，避孕的效果高达 98% 左右。需要注意的是，一旦全哺乳的条件不具备了，就需要采用常规的避孕措施了。

在临床工作中，我们也遇到符合产后全哺乳闭经条件，却在产后两三个月又意外怀孕的女性，这说明个体会存在较大差异。因此，我们建议女性产后性爱时采用避孕套等避孕措施。

哺乳期适合采用哪些避孕方法

　　哺乳期的一个重要特点是，女性的乳汁质量会影响婴儿的健康。因此，哺乳期不宜采用避孕药、皮下埋植、避孕针等激素避孕法。

　　此外，避孕套、上环、结扎等都是非常有效的避孕措施，适合哺乳期使用。尤其在没有恢复月经之前，避孕套应该是首选的哺乳期避孕方式。只要你重视避孕，不存在侥幸心理，一定可以寻找到适合自己的避孕方法。

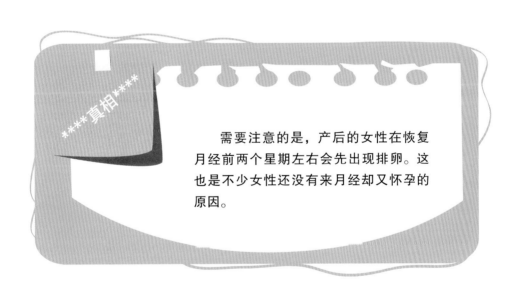

****真相****

　　需要注意的是，产后的女性在恢复月经前两个星期左右会先出现排卵。这也是不少女性还没有来月经却又怀孕的原因。

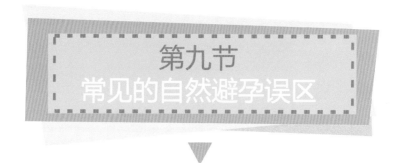

第九节
常见的自然避孕误区

近年来，市面上出现了各种各样的自然避孕产品，其中许多自然避孕产品的宣传存在误导性。

安全期避孕≠科学自然避孕

自然避孕法是医学领域的一门独立学科，具有科学严谨的理论基础。根据自然避孕法的定义，女性的排卵时间和月经时间受情绪、生活压力、健康状况等多种因素影响，并且是动态变化的，因此也必须动态地（每天）观察和分析个人生理指标（基础体温、宫颈黏液），从而判断当天的可孕期或不孕期信息，这对于女性的避孕具有指导意义。

常见的"安全期避孕"只是根据来月经的时间，用"前七后八"估算安全期，其假设前提是"女性月经周期是固定的28天，并且在第14天排卵"。现在我们知道，绝大多数女性的月经周期是变化的，因此这种安全期避孕的算法不科学，失败率高。需要强调的是，安全期避孕不属于科学的避孕方法范畴，更与自然避孕法沾不上边。

近几年，市面上也出现了许多可以自动计算安全期的软件，只要输入过去来月经的时间，就可以自动算出接下来一个月甚至数个月的安全期时间。需要提醒的是，依据这种软件的提示进行避孕是非常危险的。事实上，开发这类软件的本意是方便女性记录经期时间，而不是用于安全避孕！但是，很多人却想当然地依靠它来避孕，结果导致意外怀孕。

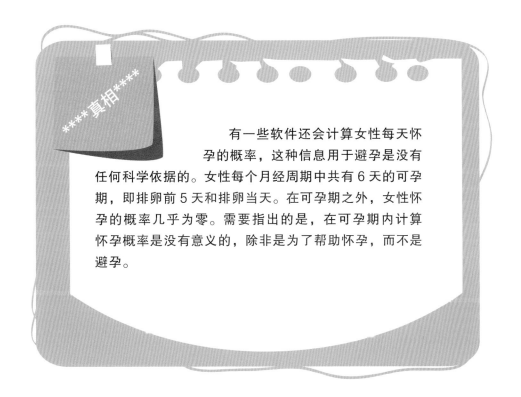

****真相****

有一些软件还会计算女性每天怀孕的概率，这种信息用于避孕是没有任何科学依据的。女性每个月经周期中共有 6 天的可孕期，即排卵前 5 天和排卵当天。在可孕期之外，女性怀孕的概率几乎为零。需要指出的是，在可孕期内计算怀孕概率是没有意义的，除非是为了帮助怀孕，而不是避孕。

智能基础体温计≠自然避孕

准确地测量基础体温是分析可孕期或不孕期的数据基础，但对于想要避孕的女性来说，重要的是如何准确地知道可孕期或不孕期。

需要指出的是，体温计只能测量基础体温的数值，但无法直接告知可孕期或不孕期的信息。

近两年，市面上出现了许多带有蓝牙功能的智能基础体温计，它可以把每天测量的体温数据传输到手机软件上面，并结合大数据算法，在手机软件上提示可孕期和不孕期。事实上，这类智能基础体温计的本质仍然是体温计，只是增加了蓝牙和数据传输功能。这类体温计可以自动描绘基础体温曲线，分析排卵功能，能辅助备孕。需要提醒的是，自然避孕与辅助备孕是两个不同的技术方向。备孕不成功不等于备孕失败，如果今年备孕不成功，明年还可以继续备孕。可是，自然避孕技术要求常年使用都不能出错，只要有一次意外怀孕，则说明使用该避孕技术的产品失败了。选择智能自然避孕产品时，最重要的是该产品必须经过医学临床避孕效果验证，也就是要有可靠的珀尔指数！

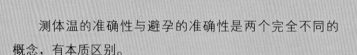

测体温的准确性≠避孕的准确性

测体温的准确性与避孕的准确性是两个完全不同的概念，有本质区别。

测体温的准确性与避孕无直接关系。

避孕的准确性是根据珀尔指数来衡量的。

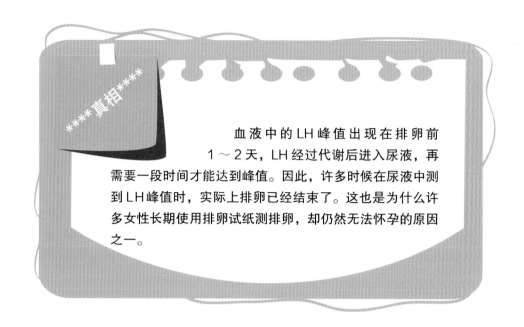

****真相****

血液中的 LH 峰值出现在排卵前 1～2 天，LH 经过代谢后进入尿液，再需要一段时间才能达到峰值。因此，许多时候在尿液中测到 LH 峰值时，实际上排卵已经结束了。这也是为什么许多女性长期使用排卵试纸测排卵，却仍然无法怀孕的原因之一。

排卵试纸≠避孕试纸

由于皇后卵子长到成熟时仍无法依靠自己的力量打开保护罩，因此大脑会派遣 LH 来到卵巢，并撕开保护罩，从而帮助皇后卵子完成排卵。LH 的水平会在排卵前 24～48 小时出现高峰值。

排卵试纸的功能就是检测尿液中 LH 的峰值。一旦排卵试纸检测到 LH 峰值，就会显示"阳性"，表示 1～2 天后要排卵了，其他时间都显示"阴性"。也就是说，排卵试纸可以提前 1～2 天预测出排卵时间。

我们已经了解，精子在女性体内最长可以存活 5 天。当女性使用排卵试纸得知 1～2 天后要排卵时，她已经在生理上处于最容易怀孕期，这时再采取避孕措施已经为时过晚。因此，排卵试纸根本无法应用于避孕！

事实上，排卵试纸检测排卵的本质目的是找到排卵期，辅助怀孕，对提高怀孕的概率有一定帮助。

需要指出的是，有些商家在排卵试纸的宣传上写有"避孕试纸"字样，这是一种严重误导消费者的行为。

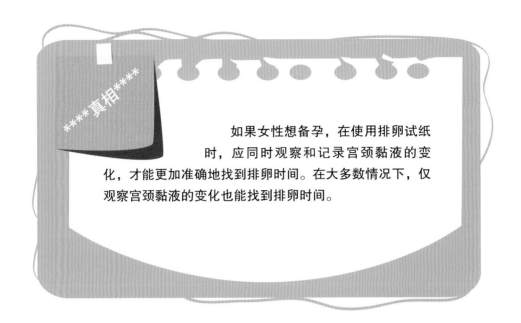

*****真相*****

如果女性想备孕，在使用排卵试纸时，应同时观察和记录宫颈黏液的变化，才能更加准确地找到排卵时间。在大多数情况下，仅观察宫颈黏液的变化也能找到排卵时间。

避孕口红

科学家在 20 世纪 80 年代发现，随着雌激素水平的不断上升，唾液中的电解质成分也会升高。雌激素在排卵前达到最高峰时，唾液晾干后形成的结晶会在显微镜下呈羊齿状（蕨类植物状）。

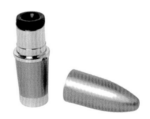

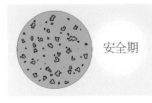
安全期

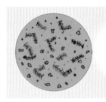
危险期

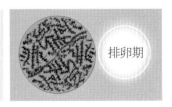
排卵期

根据上述发现，20 世纪 90 年代初，欧洲人发明了排卵放大镜。与排卵试纸一样，排卵放大镜不是用于避孕，而是专门为准备怀孕的女性找到排卵期，从而提高怀孕的概率。

精子在女性体内最长可以存活 5 天，而排卵放大镜在排卵前 1 ～ 2 天才观察到"羊齿状"图案。由于发现"羊齿状"图案时已经接近排卵期，这时采取避孕措施往往为时过晚，失去避孕效果了。

由于这种排卵放大镜的外形非常像口红，国内的一些商家把它称为"避孕口红"。这个名称是有误导性的，正确的名称应该是"排卵放大镜"或"排卵口红"。

排卵测试仪 ≠ 自然避孕仪

市面上除了排卵试纸、排卵放大镜之外，还有许多用于测尿液 LH、测唾液电解质成分的电子排卵测试仪。它们均用于备孕，辅助提高怀孕的概率，而不是用于避孕。

检测排卵的时间可以有以下几个途径：

1. B 超。观察卵泡由小到大的发育过程，通常卵泡长到 18 毫米左右就接近成熟，卵泡破裂则表明已经排卵。

2. LH 检测。如排卵试纸或 LH 排卵监测仪配合试纸使用。在排卵前 2 天提示阳性，其他时间都是阴性，则说明 1 ～ 2 天后可能会排卵。

3. 基础体温曲线。根据排卵后基础体温升高的原理判断排卵时间，通常排卵发生在基础体温升高前 1 ～ 2 天或高温期第 1 天。

4. 排卵测试仪。例如排卵放大镜通过测量唾液中的电解质结构来分析排卵时间。

事实上，在衡量某种检测排卵技术的准确率时，只要在一个月经周期中能够分析出排卵时间，就算成功了。如果使用某种排卵测试仪持续观察了 10 个月经周期，有 8 个月经周期都分析出了排卵时间，那么就可以说该排卵仪的准确率是 80%。

排卵测试仪可以通过监测排卵时间，辅助提高怀孕的概率，但不能用于避孕。

自然避孕技术的避孕效果（准确率）是根据使用者以避孕为目的的实践效果（珀尔指数）来衡量的。自然避孕技术的目的是帮助女性不意外怀孕，而不是用来分析排卵时间。

需要强调的是，医学临床珀尔指数验证才是检验某种避孕方式有效性的唯一标准。

第六章

避孕套

　　使用避孕套是常见的避孕方法之一，也为大家所熟悉，成年人都必须学会正确地使用它。在我国，由于很多男性不愿意或者不正确地使用避孕套，从而导致女性意外怀孕，这其实是一种不负责任的行为。

　　本章将从避孕套的正确使用方法、预防性病等方面作详细介绍。

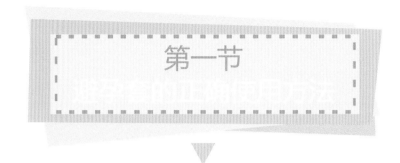

第一节

你是否认真地看过避孕套的说明书呢？需要提醒的是，只有严格按照避孕套的说明书操作才能安全避孕。避孕套的使用方法如下：

1. 将避孕套包装边缘小心撕开，避免扯裂避孕套。

2. 先用拇指、食指捏住避孕套前端小囊袋，使其不含有空气。

3. 在性接触前将避孕套套在勃起的阴茎上。如果性爱过程中避孕套部分滑脱，应立即将其套回原位。若是避孕套滑落掉出，应立即将阴茎抽出，并在继续性爱前戴上新的避孕套。

4. 射精后，在阴茎还未疲软前立即用手将阴茎连同避孕套一起退出阴道，退出时要把持好避孕套开口处，以避免精液流出。

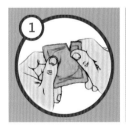
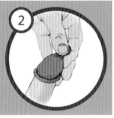
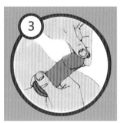
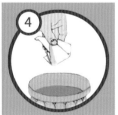

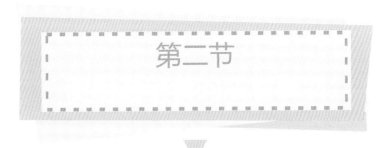

第二节

使用避孕套的注意事项有以下几点：

1. 每次性爱都必须使用避孕套。

2. 务必先戴避孕套再性爱。这是因为未射精前阴茎也会流出少量精液，从而导致女性怀孕。

3. 必须确保避孕套前端小囊袋里面没有空气，否则会导致避孕套破裂。

4. 确保避孕套不被指甲、戒指等划破。

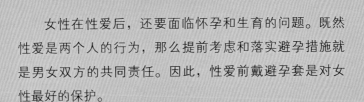

避孕套——爱的守护者

女性在性爱后，还要面临怀孕和生育的问题。既然性爱是两个人的行为，那么提前考虑和落实避孕措施就是男女双方的共同责任。因此，性爱前戴避孕套是对女性最好的保护。

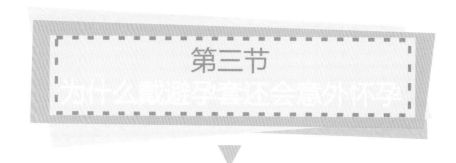

第三节
为什么戴避孕套还会意外怀孕

据统计，避孕套避孕的有效性为 95% ～ 98%。在现实生活中，使用避孕套避孕失败的主要原因有以下几个方面：

1. 有些人等到快要射精时才戴避孕套，致使前期性爱时就有精液流入阴道而怀孕。

2. 避孕套意外破裂，如指甲或戒指无意中划破避孕套。

3. 避孕套型号不合适，如过大的避孕套在性爱时容易脱落。

4. 避孕套质量较差。

5. 戴避孕套前没有将前端小囊袋内的空气挤掉而致使避孕套破裂。

6. 射精后没有及时将避孕套和阴茎一起从阴道内抽出，导致精液溢出并流入阴道。

7. 使用润滑剂会减弱避孕套的强度，容易导致避孕套破裂。

8. 避孕套暴露于强光、高热、潮湿和臭氧环境会丧失其强度。

9. 使用过期的避孕套。

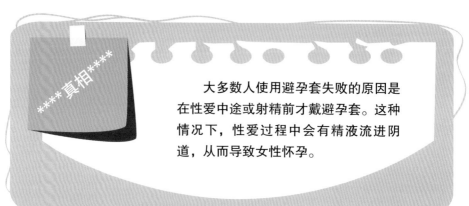

****真相****

大多数人使用避孕套失败的原因是在性爱中途或射精前才戴避孕套。这种情况下，性爱过程中会有精液流进阴道，从而导致女性怀孕。

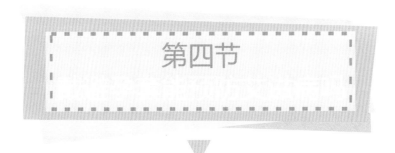

第四节

　　戴避孕套能预防艾滋病吗？就单次性行为而言，使用避孕套的确可以大幅降低艾滋病的感染率。但是，并非用了避孕套就可以百分之百地预防艾滋病。

　　全球知名的《新英格兰医学杂志》研究表明，避孕套预防艾滋病的失败率为16.7%，而《英国社会科学医学杂志》则称失败率高达31%。目前市场上避孕套产品的主要材料是天然乳胶，其分子间隙为5000 · 70000纳米，足以阻止直径为5000纳米的人类精子穿透。需要强调的是，艾滋病病毒（HIV）

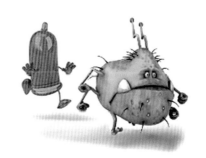

的直径仅为120纳米，远远小于天然乳胶的分子间隙，可能会穿过避孕套。此外，即使戴了避孕套，也还存在脱落、破裂等各种意外情况。总之，避孕套可以安全避孕，但预防艾滋病并不是百分之百保险。事实上，在广泛宣传避孕套的同时，艾滋病患者的人数也在急剧上升。许多人误以为只要用了避孕套就不会感染艾滋病了，加之有些人的性行为比较放纵，结果导致艾滋病从高危人群向一般人群蔓延。

　　特别需要指出的是，预防艾滋病只靠推广避孕套远远不够，要改变这个局面还得从个人思想道德和行为控制教育入手。洁身自爱才是预防艾滋病最坚固的堡垒！

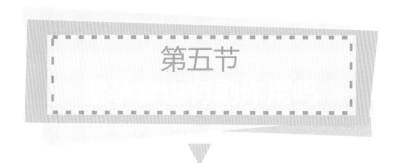

第五节

与避孕药和避孕环相比，避孕套的副作用几乎可以忽略不计。如果长期使用避孕套，也会对女性和男性造成一些不良影响。

避孕套外面通常会添加很多油脂、润滑剂，这些添加物留在阴道内不易分解，会破坏阴道黏膜和酸性环境，使得病菌更易滋生，从而导致阴道炎、宫颈炎等妇科炎症。

避孕套由乳胶制成，一些乳胶过敏者不宜使用避孕套。

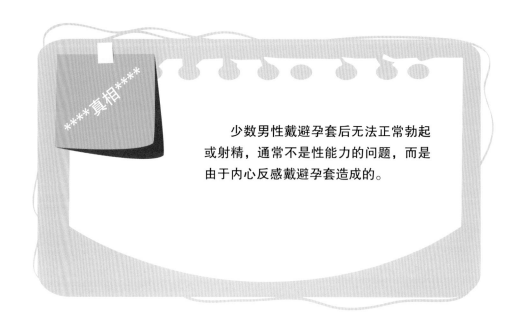

****真相****

少数男性戴避孕套后无法正常勃起或射精，通常不是性能力的问题，而是由于内心反感戴避孕套造成的。

第七章

杀精剂

杀精剂是一种含有特殊化学药物的试剂，能使精子失去活力和受精能力，具有类似避孕套阻止精子进入子宫的作用，也被称为隐形避孕套或液体避孕套。

根据杀精剂使用形态的不同，可以分为避孕栓、避孕片、避孕膜、避孕冻胶、避孕凝胶等。

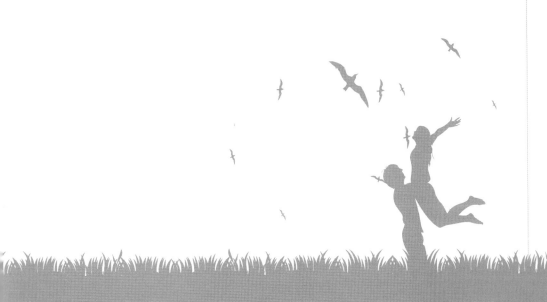

第一节
杀精剂的使用说明

杀精剂的外包装上有详细的使用说明，务必严格按照使用说明操作，以免导致避孕失败。

使用杀精剂时，女性性爱的姿势必须为仰卧，以免药量流失影响避孕效果。

通常杀精剂的持续有效时间为 30 ～ 60 分钟，超过该时间范围则需要重新放置药物。

需要提醒的是，阴道内放入杀精剂后只对一次性爱有效。如果再次性爱，则要再次放入药物。

避孕栓、避孕片和避孕膜放入阴道后，必须经过 5 ～ 10 分钟溶解才有避孕效果，药物溶解后应立即性爱。

避孕栓主要靠体温溶解，而避孕膜主要靠阴道内的液体溶解。需要注意的是，避孕膜每次只能用一张，如果用两张以上，则难以溶解，反而会影响避孕效果。

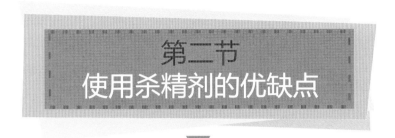

第二节
使用杀精剂的优缺点

使用杀精剂的优点

杀精剂仅在阴道局部使用，不干扰女性的内分泌和月经周期，对身体的副作用小。

使用杀精剂的缺点

1. 由于杀精剂需要经过 5 ～ 10 分钟溶解才有避孕效果，如果在药物溶解前性爱，就可能导致避孕失败。

2. 性爱时间超过 30 分钟也会影响避孕效果。

3. 如果杀精剂放入的位置过浅，没有到达阴道底部，也可能会影响避孕效果。

4. 长期使用杀精剂会损伤阴道黏膜，导致阴道分泌物增多、局部有热刺激感或外阴瘙痒等症状。

5. 少数人如果对杀精剂过敏，就会出现皮疹。

****真相****

　　根据德国《避孕节育指南》的统计数据，杀精剂的避孕有效性为 80% ～ 97%，属于不可靠的避孕方式。因此，对于避孕安全性要求很高的女性来说，杀精剂不是最佳选择。

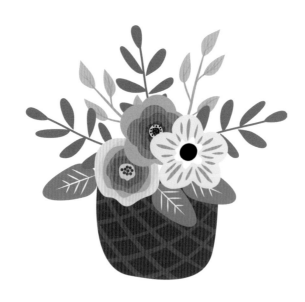

第八章

避孕药（激素避孕法）

有些女性杂志和专家会告诉你，避孕药除了能够避孕之外，还可以调理月经、治疗粉刺、减肥，甚至还具有丰胸效果。事实真的如此吗？

现实中，许多女性在并不了解避孕药副作用的情况下仍长期服用。由于它毕竟是一种激素药物，因此，你有权利获得客观而全面的信息，这也是避孕方法知情选择的前提条件。

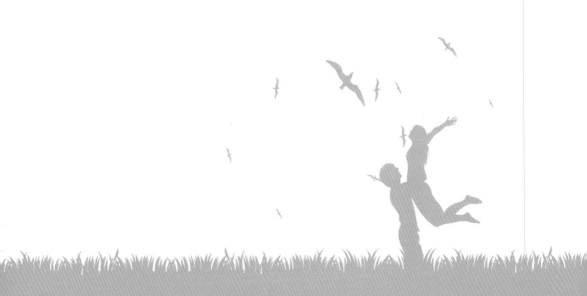

第一节
什么是激素

激素：生命的控制者

现在我们有必要再进一步了解什么是激素。由身体内特殊器官腺体分泌的各种激素，如雌激素、孕激素、雄激素、肾上腺激素、甲状腺激素、胰岛素等会通过血液循环系统渗透到人体每个细胞中。这些激素携带了各种特殊的化学信息，会刺激人体细胞内的激素受体做出相应的反应，从而控制和调节身体所有器官和生理功能的正常运行。

总之，激素才是生命的真正控制者！

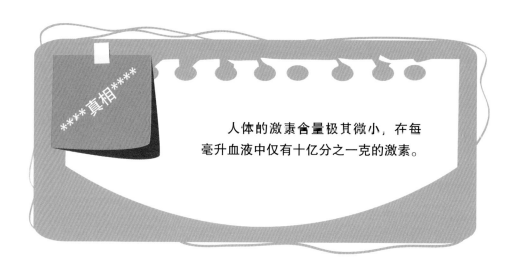

****真相****

人体的激素含量极其微小，在每毫升血液中仅有十亿分之一克的激素。

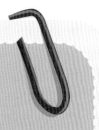

排卵对女性的价值

　　现在我们知道，女性在正常排卵的月经周期中会制造雌激素和孕激素，并自动调节激素平衡。雌激素是女性保持美丽、青春、健康和快乐的重要基础，还可以促进阴道和阴蒂的血液循环，增强阴部神经的感觉，从而激发女性的性高潮。雌激素过低则会导致阴道干涩、阴道环境的保护功能下降、性交疼痛、性高潮障碍等诸多问题，从而降低性爱质量。

　　因此，保持活跃的排卵功能和维持正常的雌激素水平，不但是女性生育力旺盛的表现，更是享受"性福"、青春永驻的法宝。

　　许多女性一方面希望自己健康美丽、青春永驻，另一方面却希望自己不再排卵。有些女性甚至会用人工激素来扼杀排卵功能，却忽视这样做的同时也损害了自己的健康。

植物激素、人工合成激素与身体分泌的激素的区别

我们知道，卵巢会在月经周期过程中分泌雌激素和孕激素等性激素。如果人体分泌的性激素太少，就需要补充"人工激素"。那么，植物激素、人工合成激素与身体分泌的激素有什么区别呢？

事实上，对于植物激素和人工合成激素来说，重要的不是提取激素的原材料是否"自然"（如大豆等植物），而是该激素的分子结构、分子形状、组成部分等必须与身体分泌的激素完全一致，这样才能对身体里面的激素受体起作用。

只有身体器官分泌的激素才是真正的"自然激素"，其他都是人工激素或合成激素。通常这些人工激素的原材料来自野生山药或大豆。人们可以在实验室里把这些植物化合物转化成人工激素，与人体分泌的雌激素、孕激素极其相似，并可以制作成片剂、乳霜、胶体或者注射剂等形式使用。这些所谓自然的植物激素对人体来说是一种外来物质，会含有一些人体所分泌的激素里没有的成分，并会产生一些意想不到的副作用。例如，从大豆或红三叶草里提取出来的雌激素复合物，尽管它们的原材料是自然植物，但提取出来的雌激素复合物对身体而言是不自然的。因为女性身体本身不会分泌跟它一模一样的雌激素复合物，人体也没有相应的酶可以把它们转化成人体分泌的雌激素。

事实上，雌激素复合物会对身体里面的雌激素受体产生完全不同的效果，它们无法像人体自身分泌的雌激素一样保护心脏、大脑或骨骼。此外，当你使用从植物中提取出来的激素复合物时，你并不知道所摄入的激素剂量是否符合身体需要，因为植物原材料也不是完全标准化的。

总之，并非来源于自然植物的东西都是有益的。需要强调的是，身体分泌的激素才是对身体最安全、最有益的。

当然，人工激素也并非有百害而无一利。对于卵巢功能衰退、雌激素水平过低的女性而言，尤其是更年期女性，适量补充人工雌激素具有缓解更年期症

状、预防骨质疏松症等诸多积极作用。另外，孕激素不足的女性则可以使用人工孕激素（孕酮）来保胎。需要注意的是，过量补充人工激素也是有害的，必须在内分泌专家的指导下补充人工激素。

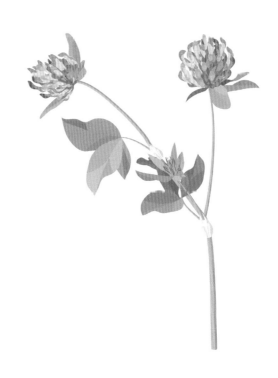

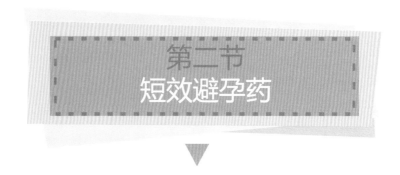

第二节
短效避孕药

短效避孕药的成分

含有人工激素剂量少、药性作用时间较短的避孕药，被称为"短效避孕药"。在国外，人们日常说的避孕药，通常都是指短效避孕药，而不是紧急避孕药。

短效避孕药的主要成分是人工合成的孕激素（如去氧孕烯、炔诺酮、环丙孕酮等）。人工孕激素与卵巢分泌的孕激素有许多相似的功能，可以抑制卵巢排卵，从而起到避孕效果。

短效避孕药的服用方法

短效避孕药通常从月经来潮的第一天开始服药，连续服用 21 天，每天必须在同一时间点服药（偏差不能超过 3 小时），然后停 7 天。正常情况下，停药几天后马上会有撤退性"月经出血"。停药 7 天后，无论经血干净与否，都在停药后的第 8 天开始服用下一盒药片。

如果严格按照说明书服用，短效避孕药的避孕有效性就可以达到 99% 以上，是有效的避孕方法之一。

短效避孕药的原理

自然月经周期内的孕激素变化趋势

我们知道，卵巢里面的黄体在排卵后会分泌孕激素，从而促使血液中孕激素水平突然大幅上升。自然月经周期内孕激素水平的变化曲线如下图所示：

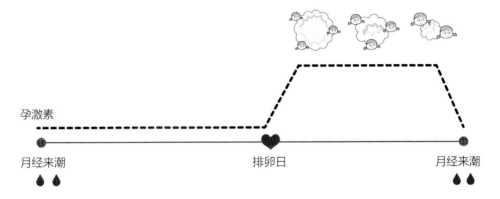

孕激素

月经来潮　　　　　　　　　　　　排卵日　　　　　　　　　　月经来潮

人工孕激素使《排卵禁令》在第一天即生效

从上图中我们可以看到，在自然月经周期中，孕激素水平在排卵前都是比较低的。

如果在月经第一天服用短效避孕药，其含有的人工孕激素成分被身体吸收后，体内孕激素水平就会急剧升高，甚至比平常卵巢自然分泌的孕激素水平还要高很多。

大量的人工孕激素也会通过血液循环聚集到大脑总指挥部，并告诉大脑总指挥："卵巢已经排卵啦！现在请颁布《排卵禁令》吧！"这时候，大脑总指挥根本无法区分它们是人工孕激素还是自然孕激素，因为长得实在太像了！因此，大脑总指挥会立即颁布《排卵禁令》，接下来禁止报春鸟去卵巢，禁止唤醒卵子，禁止再次排卵！

在这种情况下，《排卵禁令》从服药的第一天开始就生效了，连续 21 天服药期的情况均是如此。总之，卵巢在这 21 天内都不会排卵，从而达到避孕目的。

与此同时，人工孕激素还会使宫颈黏液变得黏稠，不利于精子通过，从而进一步增强了避孕效果。

服用短效避孕药的女性体内孕激素变化规律如下图所示：

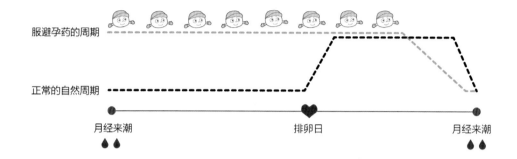

服避孕药的周期

正常的自然周期

月经来潮　　　　　　　　排卵日　　　　　　　　月经来潮

如果 21 天以后突然停止服用人工孕激素，女性血液中的孕激素水平马上就会降低。子宫内膜失去孕激素的支持后会坏死、脱落，从而形成撤退性"月经出血"。

尽管市面上有不同品牌和不同种类的短效避孕药，但是它们的避孕原理都是相同的。通过服用人工孕激素，大脑总指挥的协调工作会全部停止，月经周期秀的整个节目也会被取消，身体里面也就没有了自然月经周期！

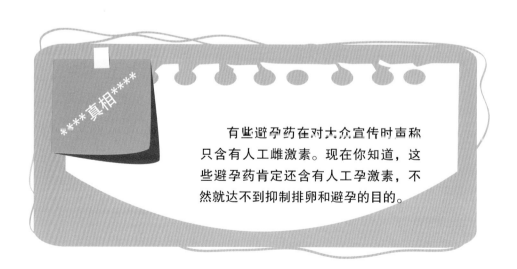

****真相****

有些避孕药在对大众宣传时声称只含有人工雌激素。现在你知道，这些避孕药肯定还含有人工孕激素，不然就达不到抑制排卵和避孕的目的。

卵巢停止工作

在服用短效避孕药的整个周期里，由于没有报春鸟去激活卵巢，卵巢就会停止工作，从而导致女性不再排卵，也不会分泌雌激素和孕激素。

对子宫内膜的影响

在自然月经周期中，雌激素闺密会先到子宫建造毛坯房，排卵后再由孕激素对毛坯房做精装修。它们分工明确，配合默契。

从第一天服避孕药开始，人工雌激素和人工孕激素会同时来到子宫里，并各自开展工作。这样会导致子宫里面出现混乱：人工雌激素在建造毛坯房的时候，人工孕激素同时做精装修了。最终它们建造的不是豪华套房，而是东倒西歪、四壁残缺的烂尾房！显然，这样的环境不适合尊贵的小生命居住。

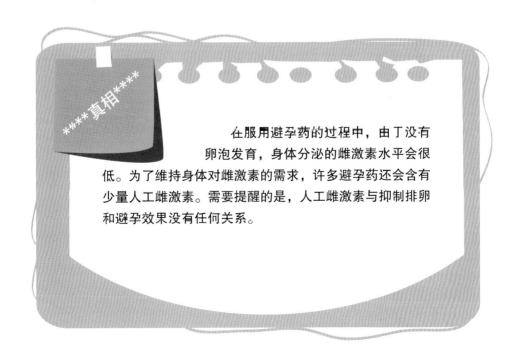

*****真相*****

在服用避孕药的过程中，由于没有卵泡发育，身体分泌的雌激素水平会很低。为了维持身体对雌激素的需求，许多避孕药还会含有少量人工雌激素。需要提醒的是，人工雌激素与抑制排卵和避孕效果没有任何关系。

每个人都需要坚硬的骨头

雌激素有一个非常重要的功能是增加骨密度。需要注意的是，服用避孕药引起的雌激素缺失会加速骨质流失，从而导致骨质疏松。由于青春期女性的骨骼尚未发育完全，如果服用避孕药，就需要补钙。

维持自然月经周期是预防骨质疏松的最好办法！

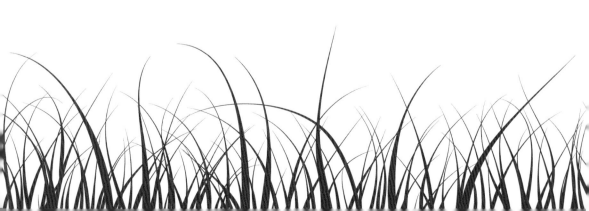

对子宫颈腺体的影响

人工孕激素也会来到子宫颈里面，使子宫颈口闭合（关闭生命之门），并使宫颈黏液变得异常黏稠，这样精子就进不来了。

因此，在服药的过程中，女性观察不到宫颈黏液的周期性变化，甚至无法观察到自己的宫颈黏液。需要注意的是，有些女性能观察到一些阴道分泌物，但这与宫颈黏液没有任何关系。

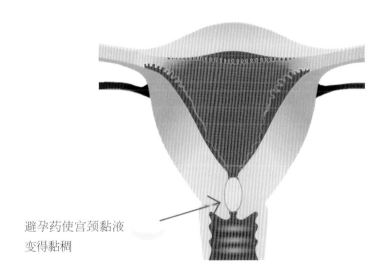

避孕药使宫颈黏液
变得黏稠

基础体温持续升高

人工孕激素也会到达大脑的温控中心，使基础体温从第一天服药开始就升高，并在整个服药的过程中保持高位。这种情况下就无法从基础体温曲线中得到任何有价值的信息了。

剧终：激素下降引起撤退性出血

在自然月经周期中，如果黄体在排卵后 2 个星期左右没有收到信使（HCG），就会把孕激素从月经周期秀的舞台上撤下。子宫内膜豪华套房失去了孕激素的支持就会脱落，从而形成月经出血。

在服用避孕药时，人工孕激素的水平也会突然下降，但这不是黄体所做的决定。最终，人工雌激素和人工孕激素建造的烂尾房会随着经血流出体外。由于这个烂尾房比较简陋（子宫内膜比较薄），打扫卫生的工作也比较简单，因此服药引起的经血量会相对较少，同时痛经也会减轻。

借助"避孕药周期秀"可以更加形象地展现避孕药对女性月经周期的影响。

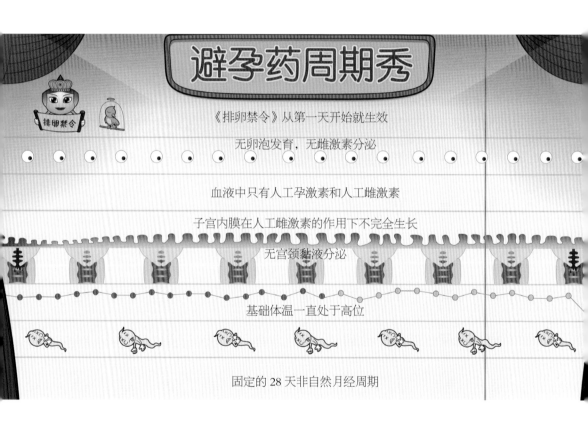

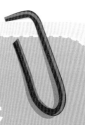

自然月经周期的消失

女性服用短效避孕药后会出现 28 天月经周期，但与自然生理机能没有任何关系，只是身体在人工激素的作用下产生的"虚拟生理周期"。需要指出的是，停服避孕药后的"出血"并非"自然经血"，而是停药后人工孕激素水平降低所引发的"激素撤退性出血"。

不要把副作用当作治疗效果

减缓痛经

避孕药可以抑制子宫内膜的生长，使其比自然月经周期时更薄，因此导致女性的月经出血量减少、出血时间缩短及痛经减轻。

一些患有痛经的女性会认为避孕药减缓痛经的作用非常好，却不知道这只是避孕药的一个副作用而已。事实上，避孕药对身体有很多负面影响，如导致自然激素和月经周期消失等。尤其对于年轻女性来讲，她们的月经周期还处于不断调整阶段，更应认真思考一下，避孕药是不是治疗痛经的唯一选择。

调理月经不规律

有些女性面对没有按时来月经或者突然来月经的情况，会感觉不舒服，甚至认为生病了。她们认为只有规律的月经周期才是健康的。在这种情况下，有些妇科医生会推荐服用避孕药来"调理月经"。现在你知道，服用避孕药的女性根本就没有月经周期，更别提"规律的周期"了！虽然服用避孕药会制造出28天的月经周期，但是等到停止服药以后，她们就会发现月经周期又回到之前的"不规律"了，甚至比服药之前更加不规律。

延迟月经出血

从理论上讲，既然人们可以利用避孕药制造出28天的月经周期，那么就可以通过延长服药时间制造出任意长度的月经周期。有些女性由于演出、考试、体育比赛等原因，会通过服用避孕药推迟来月经。但是她们不知道的是，推迟的不仅仅是月经出血，还会导致整个月经周期消失。

治疗青春痘

由于体内的雄激素过于旺盛，许多女性的脸上会长青春痘。有些避孕药里面的人工孕激素可以抑制雄激素的分泌，使得油脂腺停止工作，青春痘的症状就会慢慢减轻。有些人会把避孕药的这个作用当作卖点来宣传，但是请别忘记，用避孕药来治疗青春痘时，需付出的代价是整个月经周期消失。

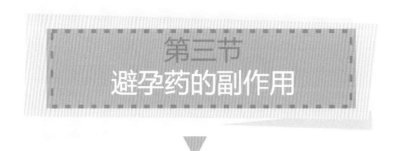

第三节
避孕药的副作用

美国女性健康栏目作家 Holly Grigg-Spall 在其著名的《避孕药之殇》一书中详尽地描述了人工激素对身体各项机能的负面作用。本节内容会对激素避孕法的副作用进行全面分析。需要说明的是，我们在讨论避孕药的副作用时，并非意味着要禁止服用避孕药，而是应该在知晓其副作用的前提下自主地决定是否服用避孕药。这也是知情选择避孕方法的本意所在。

对身体健康的负面影响

众所周知，内分泌系统是用来调节人体所有激素平衡的，包括雌激素、孕激素和雄激素等性激素。女性性激素的周期性波动可以诱发排卵，并调节身体其他系统的正常运作，包括内分泌系统、神经系统和免疫系统，从而对全身的生理机能产生巨大的影响。

避孕药恰好是用来破坏内分泌系统的，均衡的人工激素水平分布会抑制依赖性激素波动所驱动的生理机能，包括：①身体的能量水平；②记忆力和注意力；③运动的协调性；④肾上腺素水平；⑤疼痛神经；⑥维生素吸收功能；⑦血糖水平；⑧甲状腺和肾功能；⑨睡眠质量；⑩体温水平；⑪皮肤颜色；⑫脑波的形态；⑬新陈代谢率；⑭视觉和嗅觉的敏锐度；⑮免疫系统。

避孕药会抑制卵泡发育，从而导致身体缺乏自然雌激素。需要指出的是，避孕药含有的人工雌激素无法完全取代自然雌激素对生理机能的调节作用。事实上，避孕药对人体的影响是非常复杂的，比较常见的副作用有：

1. 破坏人体自然的激素平衡，造成内分泌失调。

2. 激素失衡会影响身体的新陈代谢和营养吸收，导致皮肤干燥和面部色素沉着，还会出现黄褐斑及体重增加等情况。

3. 抑制卵巢正常排卵，长期服药会损伤卵巢功能，甚至难以恢复排卵。

4. 长期服药会造成子宫内膜变薄，从而导致胚胎难以着床发育。

5. 长期服药会造成性欲下降，甚至导致抑郁症。

6. 增加患血栓、心肌梗死、心脏病、脑卒中、胆囊疾病、肝脏肿瘤、尿路感染、偏头痛等疾病的风险。

7. 引起阴道不规则出血、性交出血、白带增多等情况。

8. 导致月经量过少，甚至造成闭经。

9. 避孕药的人工激素主要经过肝脏分解，长期服用会加重肝脏负担，从而影响正常的肝功能。

人们在讨论激素避孕药的副作用时，通常仅会考虑其对身体器官和功能有什么伤害，很少会考虑它对女性的精神层面的影响。即使许多女性感受到自己情绪的异常波动，她们仍可能会认为是性格变差了，而不会把它与避孕药联系到一起。

当我们在极力避免吃含有人工激素的食物时，却忽视了避孕药中的人工激素。目前市面上含有人工孕激素的避孕药有两种：一种叫作左炔诺孕酮，这种避孕药的人工孕激素含量较高，人工雌激素含量较低；另一种是第三代避孕药，含有去氧孕烯炔雌醇、孕二烯酮、诺孕酯、屈螺酮等，经常被用于治疗青春痘。因为它含有的屈螺酮具有抑制雄激素的功能，而雄激素过多恰好是导致青春痘的主要原因。

细胞脱水、减肥

屈螺酮具有留钾利尿作用。因此，含屈螺酮的避孕药会导致细胞脱水，并影响体内矿物质和电解质的平衡，从而导致体内血液中钾元素水平升高。需要提醒的是，钾元素水平升高会导致疲劳、心悸、四肢麻木、肌肉无力，严重的情况下会引发心肌梗死。

由于这类避孕药的利尿作用会使女性体内细胞脱水，从而导致体重下降，所以很多人用它来减肥。需要注意的是，这只是表面现象。事实上，细胞脱水也会带来很多负面影响，包括过敏、脾气暴躁、血糖升高、睡眠质量下降、掉头发、头痛、肌肉疼痛等。

精神沮丧和抑郁

正常情况下，肾上腺会分泌"压力激素"，如皮质醇。需要说明的是，避孕药会抑制肾上腺的功能，从而引发皮质醇水平下降，最终导致女性精神沮丧和抑郁。另外，女性服用避孕药时的情绪变化，还与激素失调、维生素流失、血糖水平变化、钠元素和钾元素水平变化有关。

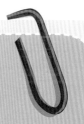

避孕药不是棒棒糖！

避孕药对女性身体的影响是非常复杂的，许多问题至今仍无法得到完整的解释。事实上，研究人员对避孕药的评价也不一致，但是有一点毫无疑问：它是 盒药剂，不是棒棒糖！

性欲下降

肾上腺还会制造脱氢表雄酮（DHEA），它会在身体需要时转化为睾丸激素、雌激素或者孕激素，一旦肾上腺功能被避孕药抑制，睾丸激素的水平就会大幅下降。睾丸激素是刺激女性性欲的最重要激素，也是维持女性精神和身体能量的激素，它还可以转化为雌激素，有维持骨密度作用。含屈螺酮的避孕药具有抗雄激素作用，能让睾丸激素彻底消失！睾丸激素消失后，女性的皮肤会变得更加干净光泽，但会导致性欲下降。

避孕药对消化系统的影响会导致维生素的流失，因为它会阻止身体有效地吸收营养成分。需要注意的是，B 族维生素中含有的叶酸、铁和镁成分对维持神经系统功能至关重要！

总之，避孕药会对身体的所有功能产生影响。在服用避孕药期间，女性的身体都不会在最佳状态。

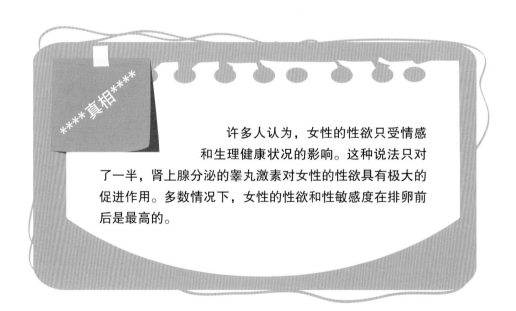

*****真相*****

许多人认为，女性的性欲只受情感和生理健康状况的影响。这种说法只对了一半，肾上腺分泌的睾丸激素对女性的性欲具有极大的促进作用。多数情况下，女性的性欲和性敏感度在排卵前后是最高的。

避孕药与血栓的关系

避孕药的说明书里面明确写着"有静脉血栓疾病患者禁止服用"。血栓这个词的专业性太强了，大部分人并不清楚它是什么疾病，更不知道它到底有多大的危害。因此，有必要在这里讲解一下血栓。

什么是血栓

我们知道，人体的血管是维持生命健康的重要管道，血液流动畅通是保持生命健康的基础。血液中含有凝血及抗凝血的成分，它们相互作用使血液始终保持流动的状态。

避孕药中的人工雌激素、孕激素可能会打破这种凝血平衡，导致凝血系统的作用增强，血液中就会形成血凝块，并逐渐在血管内壁筑上一道"河坝"，使血管河道变窄，从而形成血栓，阻碍血液流动，并导致多种致命的危险。

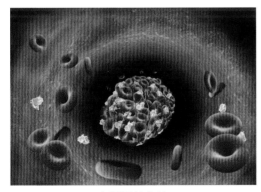

血管里的血栓

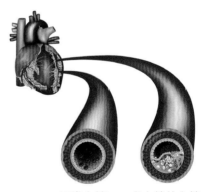

正常血管　　有血栓的血管

血栓是一种发病范围非常广泛的全身性疾病，当血栓发生在心脏部位时，会出现心肌梗死；当血栓发生在头部时，可造成脑梗死或脑卒中；当血栓发生在下肢时，则可导致下肢深静脉血栓及动脉血栓。

如何理解避孕药增加血栓的风险

研究表明，第三代避孕药导致血栓的概率大约为千分之一。需要提醒的是，如果有血栓史或其他血管疾病的女性服用避孕药，其患血栓的概率就会更高，因此这类女性是禁止服用避孕药的。从临床医学的角度看，千分之一的概率不算很高。许多专家认为，这个概率比怀孕引起血栓的概率还要低，因此不足为惧。但是，作为一位健康的女性在选择避孕方式的时候，应该知晓这个概率的存在。因为如果这个概率变成事实，就是致残或者致命的。那么，你是否愿意为了避孕而冒这个风险呢？最终由你自己决定！

关于短效避孕药的常见问题

为什么要连续服用 21 天，再停服 7 天呢

许多人觉得"正常的月经周期"应该是 28 天。因此，任何女性连续服用 21 天避孕药，再停服 7 天，就会拥有 28 天的月经周期！

事实上，这只是一种假象，用来满足大部分女性的心理。你可以通过服用避孕药随意控制自己的月经周期。譬如，如果连续服用 30 天，就可以变为 37 天的月经周期。

短效避孕药对卵巢功能有什么影响

在服避孕药时，大部分女性会为拥有标准的 28 天的月经周期而自豪。但是，美好的故事并没有结束，一旦停服避孕药后，女性的卵巢功能无法快速恢复，一般需要 3～6 个月时间才能逐步恢复正常排卵和月经，有的甚至需要更长时间。另外，卵巢功能衰退会引发内分泌紊乱，从而导致许多女性停药后出现月经不调，甚至闭经现象。

为什么长期服用避孕药会导致子宫内膜变薄

自然月经周期中，子宫内膜在雌激素的作用下会不断生长增厚。服用避孕药时，体内的激素环境类似于正常周期的黄体期，虽然子宫内膜也会在人工雌激素作用下生长，但无法长到自然周期状态的厚度。长期如此，子宫内膜就会变薄，同时月经量也会变少，从而可能造成停药后无法恢复到服避孕药前的子宫内膜状态。优良的子宫内膜环境是胚胎着床发育的基础，如果子宫内膜变薄，就可能导致习惯性流产或不孕不育！

哺乳期能吃避孕药吗

哺乳期女性如果服用避孕药，会减少乳汁的分泌，严重时会导致乳汁停止分泌。另外，避孕药含有的人工激素通过母乳进入婴儿体内，会严重影响婴儿体内的激素平衡，对婴儿的肝、肾等器官造成损害，并影响婴儿正常发育和身体健康！所以，女性在哺乳期不能服用任何类型的避孕药。

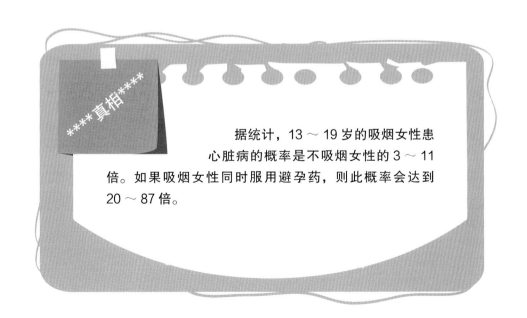

****真相****

据统计，13 ～ 19 岁的吸烟女性患心脏病的概率是不吸烟女性的 3 ～ 11 倍。如果吸烟女性同时服用避孕药，则此概率会达到 20 ～ 87 倍。

为什么女性长期服用避孕药后会出现性欲下降等情况

许多女性在长期服用避孕药后会出现性欲下降、阴道润滑度下降等情况。

虽然女性体内的睾丸激素含量为男性的 10% 左右，但它对调节性欲有着重要作用。

女性的睾丸激素由肾上腺和卵巢分泌。服用避孕药时，肾上腺功能、卵巢功能和睾丸激素均被抑制，从而导致女性的性欲降低、阴道润滑度下降。另外，部分女性还会出现性交疼痛等情况。

什么情况下会导致避孕药失效

虽然短效避孕药是非常可靠的避孕方式之一，但并不是百分之百有效。以下情况可能会导致避孕失败：

1. 身体肥胖的女性对激素的需求量更高，如果避孕药中的激素含量不足以抑制排卵，就会导致避孕失败。

2. 没有按时服药、漏服等情况会造成避孕失败。

3. 服药后出现呕吐、腹泻等情况也会导致避孕失败。

4. 使用磺胺类药物、红霉素、头孢类抗生素等消炎药也会影响避孕药的吸收。

停止服用避孕药后是否能立即怀孕

许多专家认为，停止服用避孕药后可以立即怀孕，因为对胎儿没有任何负面影响。

事实上，避孕药对胎儿的影响可以分两个方面来理解：

首先，服用避孕药时，母体内的激素会失调，自然雌激素、孕激素均不达标。需要强调的是，母体内的激素水平在停止服用避孕药后也无法迅速恢复正常。

其次，避孕药含有的人工激素会在女性体内滞留一段时间。如果这时候怀孕，人工激素就可能会对胎儿的形成和发育造成一定的负面影响。

因此，长期服用避孕药的女性应在停药后 6 ～ 12 个月再怀孕。

哪些女性不适合服用避孕药

在选择服用避孕药之前，你应该详细阅读药品说明书，并咨询妇科医生。总的来说，有下列情况的女性均不宜服用避孕药：

1. 心血管疾病患者。

2. 肝胆疾病及肾脏疾病患者。

3. 哺乳期女性。

4. 月经量过少、有不规则的阴道流血或手术后不满一个月者。

5. 甲状腺功能亢进者。

6. 偏头痛患者。

7. 癫痫、精神病患者。

8. 肥胖女性。

9. 35 周岁以上的妇女及有吸烟、饮酒嗜好者。

10. 糖尿病患者或有家族糖尿病史者。

11. 肿瘤患者。

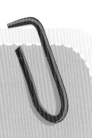

这不是我自己
（It's not me）

美国作家 Holly Grigg-Spall 在《避孕药之殇》的序言中分享了她的亲身经历：

在服用避孕药 2 年以后，有一次我和朋友讨论避孕药的影响。她说她总是感觉沮丧，脑子里像是塞满了棉花，精神与现实生活脱节，对曾经感兴趣的事物失去了兴趣，性欲也没有了。

其实，我的情况也差不多。我觉得自信和激情都蒸发了，缺乏动力，无法清晰地思考问题。我不再想阅读，写作也变得更加困难，这影响了我的工作。

我们两个都从来没有这么苗条过，皮肤看起来也很好，胸围早就超过 B 罩杯了。需要强调的是，我们都不是真正开心快乐！我们看到了关于避孕药的研究报道：避孕药会导致精神抑郁！

我没有把自己所有的悲惨经历告诉朋友：极度的焦虑和妄想症曾迫使我一个人在家的时候，会每隔半个小时给男朋友打一次电话，看看他是否还活着。恐惧感一直伴随着我，好像随时都会发生可怕的事情，总是幻想可怕的灾难场景。

我的情绪每个星期都会崩溃几次，感到焦虑而没有安全感，莫名其妙就会发怒。

我怀疑自己是不是疯了。

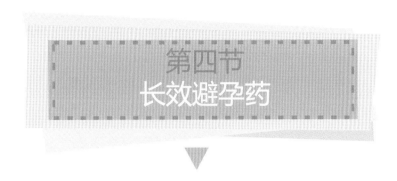

第四节
长效避孕药

长效避孕药是指每颗避孕药的药性延续时间较长，通常每个月服用 1 次即可达到避孕目的。它跟短效避孕药的原理基本一致，其主要成分也是人工合成孕激素。需要注意的是，长效避孕药的激素含量远远超过普通短效避孕药的激素含量，1 颗长效避孕药的激素含量相当于 40 颗短效避孕药的激素含量！

长效避孕药具有短效避孕药的各种副作用，由于其激素含量更高，因此副作用会更大。

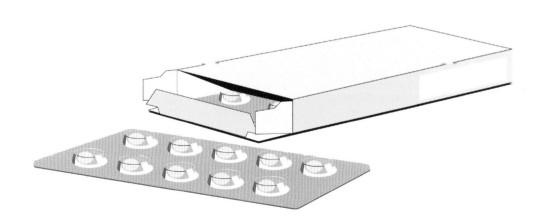

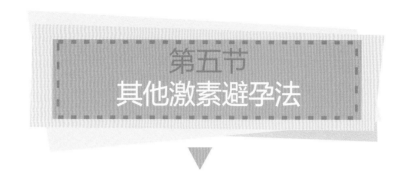

第五节
其他激素避孕法

含激素避孕环

　　近年来，市场上出现了许多含人工激素的避孕环。这种避孕环并不含有铜片，但在它的硅胶囊管里面含有人工孕激素（不含雌激素），会每天向子宫腔内释放低剂量的人工孕激素，从而造成以下两个结果：

　　1. 生命之门关闭。在人工孕激素的持续作用下，宫颈黏液会变得更黏稠，从而"堵住"子宫颈，阻止精子通过。

　　2. 人工孕激素长期聚集在子宫里面，雌激素闺密都被赶走，从而阻止子宫内膜的生长，受精卵就没法在子宫里面着床发育了。

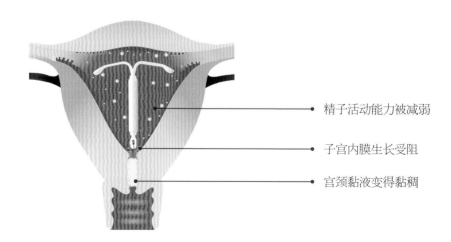

精子活动能力被减弱

子宫内膜生长受阻

宫颈黏液变得黏稠

由于人工孕激素长期驻扎在子宫里面，就不会形成激素撤退性出血。需要注意的是，由于子宫内膜变得越来越薄，子宫内膜在几个月后就会掉光，从而导致闭经。

事实上，含激素避孕环综合了避孕药和避孕环的双重功能，避孕有效性达到 99% 以上。与避孕药不同的是，含激素避孕环里面的人工孕激素直接作用于子宫环境，不会影响卵巢排卵功能。另外，绝大部分人工孕激素不通过肝脏进入人体循环，从而减少了对心脏、肝脏等器官的影响。

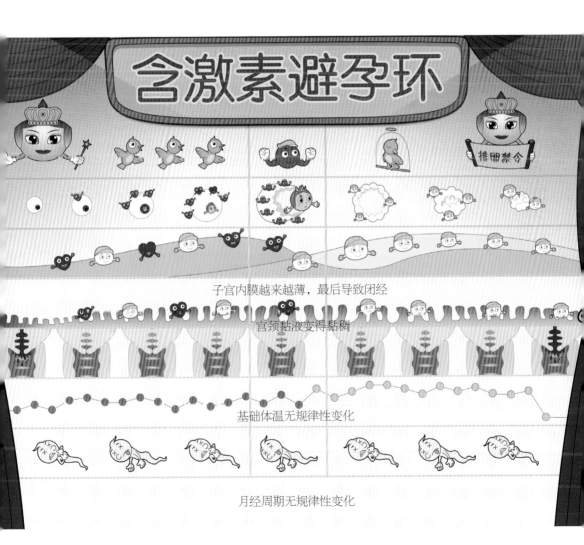

含激素避孕环

排卵禁令

子宫内膜越来越薄，最后导致闭经

宫颈黏液变得黏稠

基础体温无规律性变化

月经周期无规律性变化

含激素避孕环的副作用

含激素避孕环有类似避孕药的副作用，如部分女性使用含激素避孕环后会出现体重增加、性欲下降、情绪抑郁等情况。

皮下埋植避孕法

皮下埋植避孕法是先将一定剂量的人工孕激素（不含雌激素）放在硅胶囊管中，然后将其埋植于手臂的皮肤里面。硅胶囊管内的人工孕激素会缓慢地释放出来，然后被附近的毛细血管和静脉吸收，再进入血液循环，从而起到避孕作用。

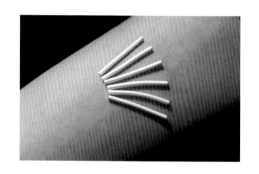

皮下埋植避孕法的原理与避孕药完全一致，也是通过人工激素来抑制排卵，从而起到避孕作用。所不同的是，避孕药需要每天服用，皮下埋植避孕法只需一次手术就可以在 3 ～ 5 年起到避孕作用，到期后可再进行埋植手术。因此，许多人觉得采用皮下埋植法避孕比服用避孕药更加方便。

对子宫内膜的影响

一旦做了皮下埋植避孕手术，人工孕激素就会抑制卵泡的发育。如果女性体内没有了雌激素，就会抑制子宫内膜的生长！大多数女性在几个月后会出现闭经，也有一些女性会出现持续点滴出血或不规则出血。

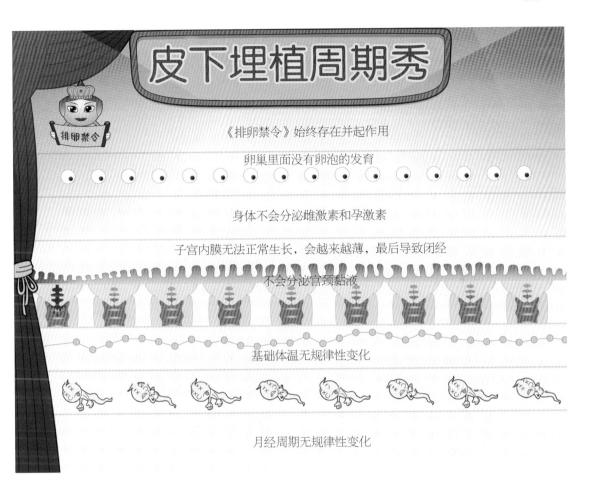

皮下埋植周期秀

《排卵禁令》始终存在并起作用

卵巢里面没有卵泡的发育

身体不会分泌雌激素和孕激素

子宫内膜无法正常生长，会越来越薄，最后导致闭经

不会分泌宫颈黏液

基础体温无规律性变化

月经周期无规律性变化

皮下埋植避孕法的副作用

与口服避孕药一样，皮下埋植避孕法也是通过人工孕激素来抑制卵泡发育和排卵。因此，避孕药该有的副作用，皮下埋植法也会有。此外，采用皮下埋植避孕法后，还可能出现下腹剧烈疼痛、阴道出血量多、埋植一侧的手臂疼痛、埋植处出血或化脓、埋植剂脱落、严重偏头痛、视力下降或视线模糊等情况。如果出现这些情况，应及时就医。

避孕针

　　避孕针通常只含有人工孕激素，通过注入臀部肌肉后被人体吸收。避孕针的避孕效果非常好，可以持续避孕 1 个月。使用避孕针后，体内人工孕激素水平在初期会非常高，随后会逐渐降低。避孕针的原理和副作用与皮下埋植避孕法类似。需要提醒的是，避孕针仅适合无法使用其他避孕方式的女性。

避孕贴

　　避孕贴也含有人工孕激素，通常可以贴在手臂或腹部上。人工孕激素通过皮肤吸收后进入血液循环系统，也会抑制排卵，从而达到避孕目的。它的作用机制和效果与口服避孕药非常相似。

　　避孕贴通常需要每个星期更换一次，连续贴3个星期，之后停用1个星期，会有撤退性出血。与口服避孕药相比，避孕贴不需要每天使用，相对简单。

　　由于避孕贴是长期贴在皮肤上的，除了具有避孕药的副作用之外，还会导致皮疹、皮肤瘙痒等症状。

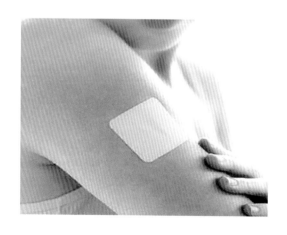

第九章

紧急避孕药

科学家研发紧急避孕药的目的是，在其他避孕措施失败的情况下，如避孕套脱落或破裂，为了防止怀孕而采取的事后补救措施。相比意外怀孕后的流产手术，紧急避孕药对女性身体的伤害要小很多，这是它存在的意义。

需要特别指出的是，有些女性每次性爱后就会吃紧急避孕药，把它当作常规避孕方式使用。这是非常错误的行为，会导致严重的健康问题。

总之，有必要对紧急避孕药进行详细剖析！

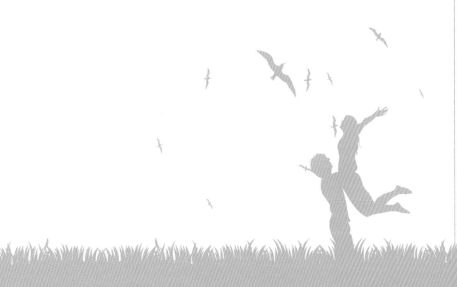

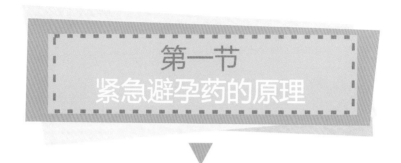

第一节
紧急避孕药的原理

　　紧急避孕药的成分是人工合成孕激素（如左炔诺孕酮、米非司酮），不含有人工雌激素。它的作用原理是利用人工孕激素来抑制排卵，从而达到避孕目的。与常见的短效避孕药不同的是，紧急避孕药的激素含量更高（相当于普通避孕药的 10 倍剂量）。因此，它的副作用会更大。

　　人们最想知道的是，在什么情况下吃紧急避孕药才有效。大多数情况下，女性服用紧急避孕药的时候并不知道自己的身体处于月经周期的哪个阶段。需要注意的是，在月经周期的不同时间点服用紧急避孕药，它的作用机制也不一样。

情景 1：排卵前服紧急避孕药

　　排卵之前，卵巢还没有分泌孕激素。如果这时候性爱且服下紧急避孕药，血液中的孕激素水平就会急剧上升。这会让大脑总指挥误认为卵巢已经排卵，于是马上颁布《排卵禁令》：阻止皇后卵子继续成长，禁止排卵助手去卵巢！因此也就没有排卵了。与此同时，高水平的人工孕激素使宫颈黏液变得异常黏稠，阻止精子通过子宫颈。

　　此外，子宫内膜毛坯房还没有建成时，雌激素就撤退了，从而导致子宫内膜变成了东倒西歪的"烂尾房"，这样的子宫环境不利于胚胎着床。

　　因此，排卵前服紧急避孕药可以起到阻止怀孕的作用。

情景 2：恰巧正在排卵时性爱

假如性爱时，排卵助手正在帮助皇后卵子完成排卵过程，尽管性爱后立即服紧急避孕药，也无法阻止排卵，仍有可能会怀孕。

情景 3：在排卵后 18 个小时内性爱

如果在排卵后 18 个小时（卵子的存活期）内性爱，并且在之后的几个小时内服紧急避孕药，也无法阻止排卵，仍有可能会怀孕。

情景 4：在排卵后，过了卵子的存活期再性爱

在排卵后，过了卵子的存活期再性爱。由于这时候卵子已经死亡，即使不服紧急避孕药，也不会导致女性怀孕，因此，这种情况下服用紧急避孕药是完全多余的！

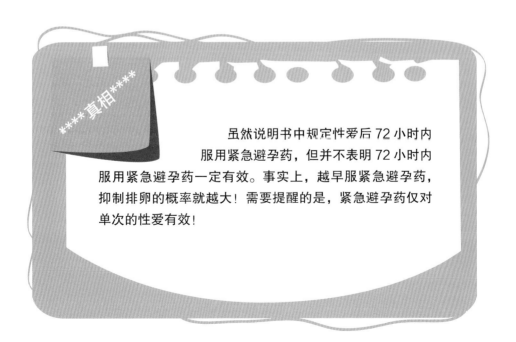

****真相****

虽然说明书中规定性爱后 72 小时内服用紧急避孕药，但并不表明 72 小时内服用紧急避孕药一定有效。事实上，越早服紧急避孕药，抑制排卵的概率就越大！需要提醒的是，紧急避孕药仅对单次的性爱有效！

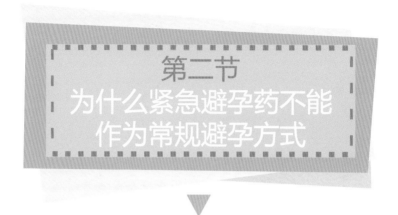

第二节
**为什么紧急避孕药不能
作为常规避孕方式**

　　首先，避孕效果差。性爱的时间点决定了紧急避孕药是否起作用。根据第一节的情景 2 和情景 3 的描述，假如在排卵的时候或排卵后 18 个小时内性爱，紧急避孕药就可能无法起到避孕作用了。据统计，紧急避孕药的有效性为 75%～85%，属于不可靠的避孕方式（低于 95%）。

　　其次，紧急避孕药含有的人工激素剂量很大，对人体会有很大的副作用，经常服用会严重影响女性的身体健康。大剂量的人工激素会对女性的卵巢功能、肝肾的代谢等产生危害。这种危害有时甚至很难估量。

　　总之，紧急避孕药不是一种常规的避孕方式，仅限于避孕失败（如避孕套破裂、脱落）等万不得已情况下的一个补救措施。

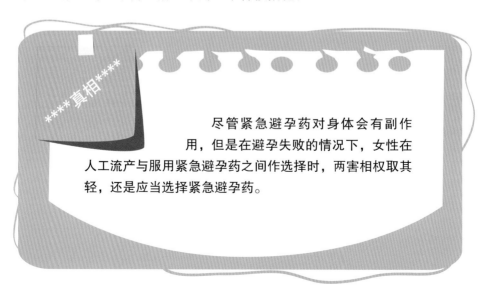

****真相****

　　尽管紧急避孕药对身体会有副作用，但是在避孕失败的情况下，女性在人工流产与服用紧急避孕药之间作选择时，两害相权取其轻，还是应当选择紧急避孕药。

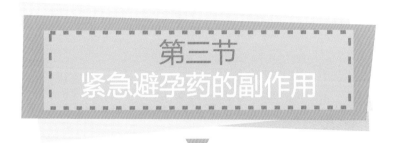

第三节
紧急避孕药的副作用

　　当你在购买紧急避孕药时，或许销售人员会告诉你它是非常"安全"的。还有一些专家表示紧急避孕药不会对人体造成伤害。这些建议会导致许多女性把紧急避孕药当成"性福法宝"，不重视提前做好避孕措施，认为只要事后吃一颗紧急避孕药就万事大吉了。我们曾遇到过有些女性一年吃几十次紧急避孕药的情况，这种无知的行为让人感到悲哀！

　　由于紧急避孕药的人工激素含量很高，会严重破坏女性的激素平衡，频繁服用会造成下列严重后果：

　　第一，与任何一种激素避孕方式一样，短时间内大剂量人工孕激素进入血液循环后，会严重破坏人体激素平衡，增加肝脏的负担，损伤心脏、肝脏、肾脏等功能，进而造成月经紊乱。

　　第二，大剂量人工孕激素会造成卵巢功能下降，导致排卵功能减弱。如果频繁使用紧急避孕药，容易引起内分泌紊乱，会对卵巢造成不可逆的影响，甚至造成卵巢提前"衰老"，雌激素分泌会越来越少，从而进入"隐性更年期"，严重者会失去生育能力。

　　第三，研究表明，紧急避孕药可能会增加宫外孕的风险，这或许与人工激素导致输卵管的异常蠕动有关。在 1999 年人民卫生出版社出版的《中华妇产科学》一书上写道："一旦低剂量孕激素没有抑制排卵，但输卵管蠕动发生障碍，就会明显增加输卵管妊娠（即宫外孕）的机会。"

　　事实上，紧急避孕药说明书上也写明："本品不能作为常规避孕方法，不推荐频繁使用。"

第四节
服用紧急避孕药后多久来月经

　　许多女性虽然服用了紧急避孕药，但是仍担心会意外怀孕，所以很想知道服药后多久会来月经。这个问题其实是没有标准答案的。不同女性服药的情况不一样，身体对激素的反应也不一样，导致服药后下次的撤退性出血（不是自然月经）的时间差别也很大。还有少数人服药后的出血时间恰巧与平常月经时间差不多，她们会认为这次服药对月经没有影响。事实上，无论下次出血时间早晚，人工激素对身体的影响都是客观存在的。

　　如果服用紧急避孕药后有少量出血，或长时间没有出血，建议使用早孕试纸检测一下是否意外怀孕了，这比忐忑地等待更加有意义。

第十章

避孕环

避孕环，又称为节育环、宫内节育器（IUD）。在我国，避孕环曾经是使用最广泛的避孕方式之一。近年来，年轻一代女性使用避孕环的比例却在大幅下降。

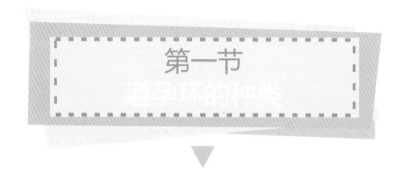

第一节

避孕环的种类

虽然避孕环的种类很多，共有数十种，但是避孕的原理和效果大体相同。

惰性避孕环

所谓惰性避孕环，是指使用惰性材料制作而成的避孕环。惰性材料有不锈钢、塑料、硅橡胶等，不会释放任何活性物质。20 世纪八九十年代使用惰性避孕环的女性较多，由于惰性避孕环的避孕效果不理想，已经被逐渐淘汰。目前最常见的是含铜避孕环。

含铜避孕环

市场上有两种比较常见的含铜避孕环：一种是由铜片和塑料支架组成的避孕环，另一种是含铜的合金避孕环。

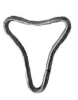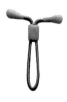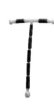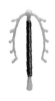

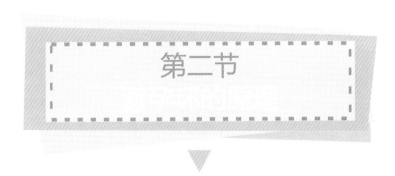

第二节

　　如果在女性子宫里面放一个直径 2～3 厘米的"避孕环"，就能起到避孕作用。那么，避孕环是如何起到避孕作用的呢?

引起子宫内壁轻微炎症

　　子宫内壁（包括子宫内膜）都是非常脆嫩的组织。如果在子宫里面放入一个避孕环，女性在走路、骑车或做其他运动时，避孕环就会与子宫内壁产生持续的摩擦，从而引起子宫内壁轻微炎症。炎症的环境无法为受精卵着床发育提供足够的营养成分，受精卵到达子宫后便因为营养不良而夭折。这好比是把受精卵赖以生存的优质土壤给破坏了，生命的种子无法在劣质的环境中生长发育。即使少数情况下受精卵侥幸能够着床，也会由于避孕环干扰，使胚胎不能够正常发育而夭折，并随月经出血流出体外。

　　你也可以想象一下，原本雌激素闺密和孕激素应该在子宫内膜建造一间豪华套房，但在子宫里面放了一个"硕大"的避孕环后，会把豪华套房毁至面目全非，新鲜的营养物质全部变质。这样的环境根本不适合小生命居住!

　　此外，为了增强避孕环的效果，大部分避孕环会含有铜片。铜片会释放铜离子，铜离子对精子、胚胎以及子宫内膜细胞均有杀伤作用，能起到类似杀精剂的作用，从而更加有效地阻止精子通过子宫进入输卵管，或阻止胚胎着床发育。避孕环含铜片的表面积越大，避孕效果就越好。

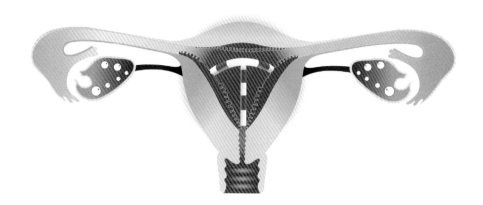

事实上，避孕环放入子宫后，它的作用和对女性身体的干扰刺激是多方面且非常复杂的。由于身体条件不同，不同女性对避孕环的反应也会不一样。

避孕环的避孕有效性

根据德国《避孕节育指南》的统计数据，含铜避孕环的避孕有效性为95% ~ 97%，属于比较可靠的避孕方式。

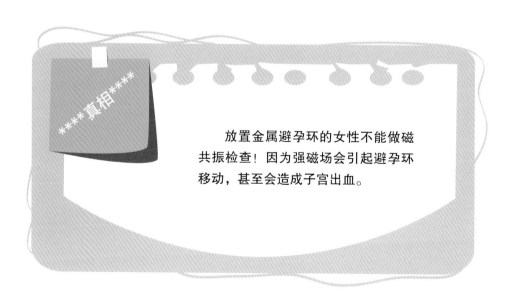

****真相****

放置金属避孕环的女性不能做磁共振检查！因为强磁场会引起避孕环移动，甚至会造成子宫出血。

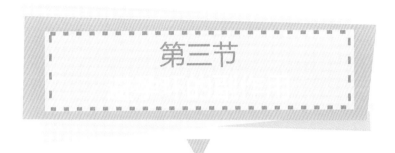

避孕环放入子宫后，会引起下列副作用：

1. 腰腹疼痛。对于子宫来说，避孕环是一个不受欢迎的"入侵者"。为了把避孕环挤出去，子宫会本能地剧烈收缩，而这个过程会引起腰腹部疼痛、下腹坠胀，极少数情况下还会使避孕环脱落。

2. 点滴出血。放避孕环后会引起点滴出血或不规则出血，有时候也有性交出血和性交疼痛。

3. 许多女性放避孕环后会引起出血量增加、出血时间延长。这是因为避孕环含有的铜成分具有溶血作用，会导致子宫内壁无法及时修复、止血。

4. 子宫穿孔。长期放避孕环后，避孕环可能会慢慢地嵌入子宫肌壁层里面，造成子宫穿孔，有的甚至会进入盆腔里面。这种情况下会影响避孕效果，也会极大地增加取环难度。

5. 铜过敏反应。少数女性在放避孕环后会出现皮肤瘙痒或皮疹。

第四节
避孕环的常见问题

为什么放避孕环会引起腰酸背痛

对子宫而言，避孕环是一个外来的异物。子宫会本能地强烈收缩，试图把它挤出去。这种异常宫缩会引起腰酸背痛和腹痛，少数情况下还会导致避孕环脱落，影响避孕效果。

为什么放避孕环后会出现痛经

有些女性放避孕环后会出现痛经，主要是有以下几个方面的原因：

1. 避孕环会引起子宫内膜局部炎症，有炎症的子宫内膜在脱落的时候会更剧烈，从而引起子宫强烈收缩。

2. 避孕环会压迫子宫内膜，引起子宫内膜局部充血、水肿，甚至发生坏死，形成受压部位溃疡出血。

3. 女性长期放避孕环后，可能会发生避孕环嵌入子宫壁里面或与子宫壁粘连在一起等情况。

为什么放避孕环后月经时间会延长

很多女性放避孕环后，月经时间由 4～5 天延长到 7～8 天，有的甚至要十几天才能干净。原因其实非常简单：避孕环含有铜片，它释放的铜离子具有溶血作用。因此，来月经的时候，子宫内膜脱落后子宫内壁无法及时修复、止血，就会导致月经时间延长。

需要注意的是，有些女性的体质在放避孕环前就不是很好，凝血功能比较差，月经量多且月经时间长，因此放避孕环后月经量会更多，月经时间也会延长。

为什么放了避孕环还会怀孕

放避孕环后还会意外怀孕的原因有以下几点：①避孕环的型号不符合子宫情况；②避孕环本身的质量不好；③避孕环的位置下移；④避孕环嵌入子宫壁里面；⑤避孕环脱落；⑥放避孕环时间太久，没有及时更换。此外，跟其他任何避孕方式一样，放避孕环也不是百分之百有效，这是任何避孕方式都无法避免的风险。

未生育女性是否适合放避孕环

针对这个问题，不同妇科医生会给出不同的答案。有些医生认为，避孕环的避孕效果好，相比因意外怀孕而流产，放避孕环的副作用更小，所以他们不反对未生育女性放避孕环避孕。

需要注意的是，放避孕环会增加子宫内膜炎症、输卵管炎症、生殖道感染的风险。此外，未生育女性的子宫相对较小，对避孕环更加敏感，为了把避孕环排挤出去，子宫会强烈收缩而引起腹痛或出血，甚至容易导致避孕环脱落而影响避孕效果。

尚未生育的女性在选择避孕方式时，需要考虑的是保护自己的生殖健康和生育力。因此，我们认为未生育女性不宜放避孕环，避孕套或科学的自然避孕法更加适合未生育女性。

哪些女性不宜放避孕环

原则上讲，未生育女性和患有妇科炎症的女性不宜放避孕环，否则会加重妇科炎症、月经紊乱等问题。尤其有盆腔炎、阴道炎、月经过多、不规则出血、子宫肌瘤、子宫颈口过窄以及凝血功能障碍病史的女性，更加不宜放避孕环避孕。

第十一章

结 扎

结扎，又称为绝育手术，仅适用于明确将来不再生育的夫妻，不适合暂时性避孕。结扎可分为女性输卵管结扎和男性输精管结扎。

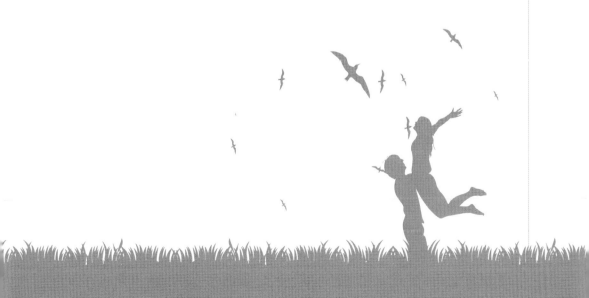

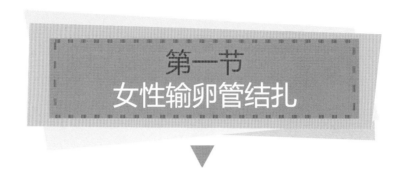

第一节
女性输卵管结扎

女性输卵管结扎是指通过手术使精子与卵子无法经过输卵管相遇，从而达到永久避孕的目的。结扎的避孕效果几乎可以达到百分之百（根据德国统计数据，失败率为万分之四），属于最可靠的避孕方式。

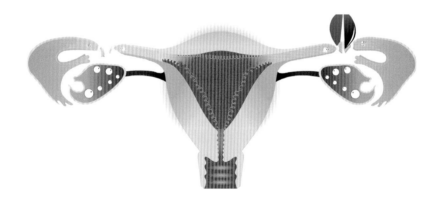

女性结扎后还会排卵吗

卵巢功能受内分泌系统的激素调节影响，而激素是通过全身的血液循环系统起作用，与输卵管并无直接关系，所以输卵管结扎不会影响卵巢功能，女性结扎后仍可以分泌性激素、排卵和来月经。

输卵管结扎的副作用有多大

由于输卵管结扎不会干扰女性的内分泌系统，也不会破坏子宫功能，因此，它是一种对女性身体健康影响较小的避孕方式。

对于临床医生来说，输卵管结扎只是个小手术，只要操作得当，对人体并无大的影响。需要提醒的是，现实中会有少数女性在结扎手术中感染，也有一部分女性在结扎后有体质变弱的现象，这些都是任何医疗手术都无法避免的自然风险。

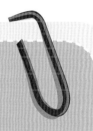

结扎手术后的"后悔综合征"

有些结扎后的女性由于子女发生不幸事故、家庭重组后希望再生育和手术后感到抑郁等情况，会后悔做了结扎手术，并希望恢复生育功能。因此，想选择结扎的女性应在手术前做好充分的思想准备。

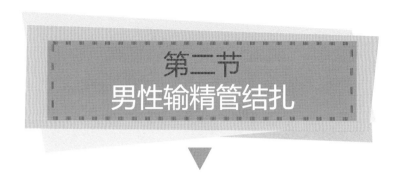

第二节
男性输精管结扎

许多男性对输精管结扎感到陌生而又恐惧，有些人甚至把男性输精管结扎误解为古代的"阉割术"。

男性输精管结扎的原理

男性输精管结扎的目的是阻止精子进入女性的阴道。我们来了解一下，男性是怎么排出精子的。

首先睾丸会制造很多精子（一次射精会有2亿～7亿个精子）。男性性高潮时，精子与精囊液、前列腺液混在一起组成精液，最后精液经过尿道射出体外。

由此可见，在整个射精的过程中，输精管是精子出来的第一个通道。要阻止精子射出体外，只要截断输精管就可以了。

男性输精管结扎的原理是先把两根细细的输精管剪断，再分别在两头打个结，这样精子就被留在睾丸里面了。

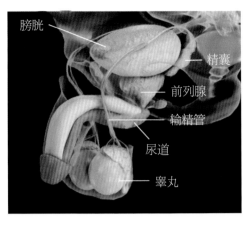

膀胱
精囊
前列腺
输精管
尿道
睾丸

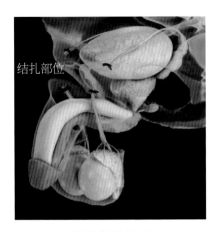

结扎部位

输精管结扎前　　　　　　　　　　　　　输精管结扎后

男性输精管结扎后还会射精吗

从上面的介绍中知道，男性性高潮时射出来的不是"精子"，而是"精液"。精液包括水、精囊液、前列腺液、精子等成分。男性结扎后还是可以射精的，只是射出来的精液里没有精子而已。

输精管结扎对男性健康的影响

从外科手术角度来看，输精管结扎是一个小手术，只要操作得当，不会对男性健康产生大的影响，也不影响正常的性生活。需要提醒的是，有些男性在结扎后会出现体力下降的情况。

总体而言，由于担心婚姻不稳定、输精管结扎有副作用和手术对性功能有影响等因素，因此导致男性对输精管结扎的接受度比较低。

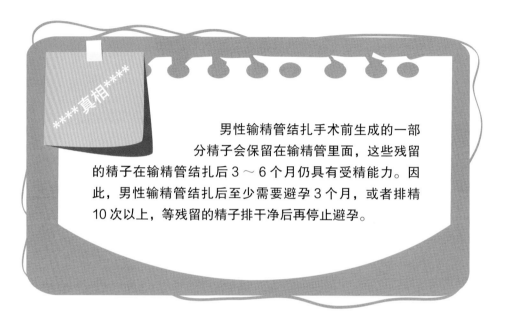

****真相****

男性输精管结扎手术前生成的一部分精子会保留在输精管里面，这些残留的精子在输精管结扎后 3～6 个月仍具有受精能力。因此，男性输精管结扎后至少需要避孕 3 个月，或者排精 10 次以上，等残留的精子排干净后再停止避孕。

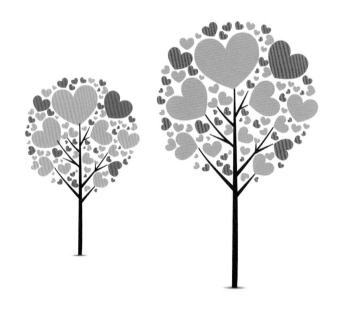

第十二章

人工流产

从严格意义上讲，人工流产不是一种避孕方法。由于我国每年有上千万人次的人工流产，所以我们把它列为专章加以讨论。

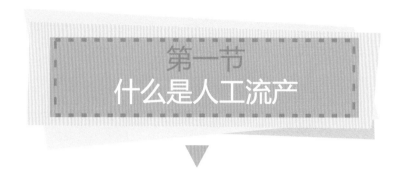

第一节
什么是人工流产

　　人工流产是指采用手术器械将已经成功着床的胚胎（或胎儿）连同子宫内膜（胎盘）一起清理出体外的方法。通俗来讲，就是人为地终止已经在子宫里面发育的小生命，不让其继续生长发育。

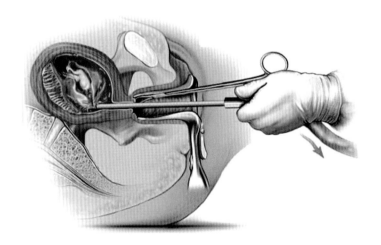

　　由于怀孕的时间越久，胎儿就越大，这时需要把子宫颈扩张到最大限度才能取出胎儿，因此人工流产手术的难度也会更大。此外，怀孕时间越长，子宫壁也就越柔软，人工流产手术时穿破子宫的概率就会增加。

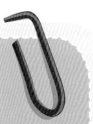

被人工流产改变的人生

　　小美是一位典型的80后江南姑娘，性格温婉，相貌清秀。她大学毕业后找到了一份自己心仪的工作，并且在工作中认识了男朋友大伟，两个人的感情很好。在交往半年后，小美发现自己竟然怀孕了！

　　这个意外让两人都有些不知所措。因为小美和大伟都参加工作不久，一方面还没有很好的经济实力，另一方面没有这么早结婚的打算，所以只能忍痛选择了人工流产。

　　这次痛苦的经历并没有引起小美的重视，她在人工流产八个月后再一次意外怀孕，出于同样的考虑，又一次选择了人工流产。

　　两次意外怀孕和人工流产的经历，终于让小美和大伟意识到了避孕的重要性，从此以后，每次性爱都使用避孕套。

　　五年后，小美和大伟的爱情终于修成正果，事业上也都相对稳定，并在一线城市买了房子。各方面条件都成熟了，双方想要生一个可爱的小宝宝。经过一年多精心备孕，却还是无法怀孕。于是小美上医院检查，却被告知：由于小美之前做了两次人工流产，导致输卵管堵塞、宫腔粘连和妇科炎症等问题，她的生育力受到严重破坏，很难再怀孕了。

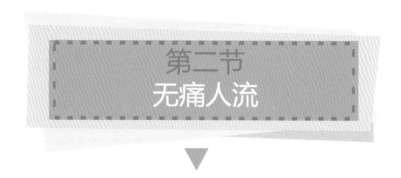

第二节
无痛人流

　　常见的"三分钟无痛人流"广告让很多女性认为流产只是"睡一觉就过去"的事情。那么，它到底是怎么回事呢？

　　事实上，无痛人流也是一种人工流产手术。所谓"无痛"是在手术前的静脉输液中加入麻醉药，让患者"睡着"，这样她就感觉不到疼痛了。因此，"无痛人流"与普通人工流产手术的本质是一样的，只是麻醉药让人感觉不到疼痛而已。

　　"无痛人流"广告往往美化了人工流产手术的过程，降低了大众对人工流产的恐惧和抵制心理，客观上导致无数人放松了对"安全性行为"的重视，造成更多的意外怀孕和人工流产。

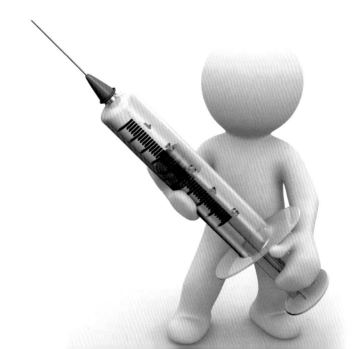

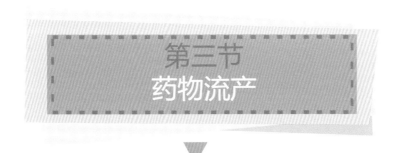

药物流产的原理

流产药的主要成分为"米非司酮"和"前列腺素"。

怀孕早期的胚胎主要靠孕激素制造的营养物质来维持其生长发育。米非司酮是一种人工激素，也是孕激素的克星，能够使孕激素失去活性。服下流产药后，米非司酮的成分就会被人体吸收进入血液循环。这时米非司酮会使孕激素受体失去活性，从而使孕激素无法发挥作用。跟来月经的情况一样，孕激素水平下降后会导致子宫内膜坏死出血，最终胚胎因失去生长的土壤而夭折。

由于子宫里面的胚胎已经夭折，如何将其排出体外呢？流产药里面的前列腺素成分能将子宫颈软化，并刺激子宫肌肉强烈地收缩，最后将这个妊娠产物排出体外。

药物流产的副作用

药物流产是在外来人工激素的作用下终止胎儿的发育。它会直接破坏人体的激素平衡，容易引起月经失调，表现为月经周期缩短或延长、月经量增多和人体免疫力下降。

对于未生育的女性来说，如果反复使用药物流产，容易引起感染或大出血，还会导致不孕不育，造成终身遗憾。

　　需要注意的是，药物流产会出现妊娠产物无法完全排出体外的情况。如果妊娠产物堵塞在宫颈口，会造成子宫收缩不良，引起大出血，严重时会导致休克，甚至危及生命。如果胚胎长期残留在子宫里，会引发宫内感染，损伤子宫内膜，继而引起输卵管闭塞，最终会患上不孕症。在这种情况下，患者还需要进行刮宫手术，等于要遭受药物流产和刮宫的双重伤害。

****真相****

　　　　　　　　许多人会误认为，女性在人工流产手术后不容易怀孕，正是不戴避孕套性爱的好时机，结果导致许多女性在人工流产后还没有恢复月经就意外怀孕了。

　　　　在人工流产手术后，大脑总指挥会马上开启下一个月经周期：派遣报春鸟去卵巢唤醒约 20 个卵子，卵泡发育成熟后会排卵，排卵后 2 个星期左右会来人工流产后的第一次月经。也就是说，排卵发生在人工流产后恢复月经前的 2 个星期左右！所以千万不要以为没有来月经前是不会怀孕的。

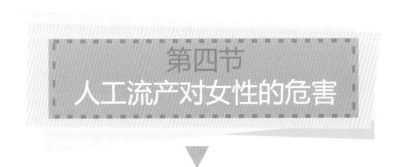

第四节
人工流产对女性的危害

人工流产对女性只有百害而无一利。我们不仅要从医学的角度去看人工流产的危害，更需要从社会影响、家庭关系、亲子关系等角度去理解人工流产对个人以及整个社会的负面影响。

我们尝试列举一些人工流产的危害，事实远远不止这些。希望每个读者能铭记：安全避孕，尊重生命，拒绝流产！

人工流产的并发症

人工流产手术不可避免地存在许多并发症风险，如术中或术后的大出血、子宫穿孔、漏吸或吸宫不全、感染、羊水栓塞等，以及可能出现的远期并发症。

妇科炎症

人工流产手术时，如果手术环境和手术器械带有病菌，就很容易感染到患者的子宫腔。另外，有些女性患有阴道炎、宫颈炎等生殖道炎症，在进行人工流产手术时，炎症病菌也可能会随手术器械带入子宫腔，并继续往上感染到输卵管及骨盆腔，造成子宫内膜炎、输卵管炎症、盆腔炎等多种妇科炎症。

此外，人工流产的手术创伤会使女性生殖系统的抵抗力减弱，容易引发妇科炎症。

宫腔粘连

人工流产手术时，容易出现吸宫或刮宫过度，从而损伤子宫颈和子宫内膜，随后引起宫颈粘连阻塞或宫腔粘连缩小。子宫内膜太薄会导致子宫环境营养不良，不利于将来胚胎着床发育。宫腔粘连会导致宫腔的空间缩小，胚胎在子宫内发育到一定程度后，由于宫腔提供的生存空间太小，容易造成流产，这是非常典型的不孕不育。同时，来月经时经血无法畅通地排出，会造成经期绞痛。

子宫内膜异位症

人工流产手术可能会造成血液或者未能完全清除的子宫内膜碎片通过输卵管进入腹腔，从而引起子宫内膜异位症。

闭经

过度吸宫或刮宫可造成子宫内膜无法再生，从而导致长期闭经。特别是短期内多次人工流产，更加容易引起输卵管炎、宫颈和宫腔粘连、闭经等，进而导致不孕不育。

体内激素紊乱

受精卵到达子宫后，原来的子宫内膜会逐渐演变成胎盘，并不断释放HCG。这种激素可以刺激卵巢继续释放更多的孕激素，以确保胚胎早期的顺利发育。如果这时候采用人工流产，体内 HCG 和孕激素水平会急骤下降，激素的突然变化会造成脑垂体对全身激素的控制和协调能力大幅下降，导致免疫力下降、月经紊乱，甚至闭经。与器官性伤害不同，虽然这种人为造成的激素变化对人体的伤害表面上难以察觉，但它对身体免疫力的隐性伤害是非常大的，并会持续数年。

精神伤害

当人们谈到人工流产的危害时，通常只想到身体健康方面的危害。事实上，人工流产对女性精神层面的伤害时间会更长，影响也更为深远。许多女性的性格会因此而改变，有些女性会变得没有安全感和信任感，有些女性会埋怨、讨厌男人，甚至对性生活充满恐惧和厌恶。

总体来说，人工流产会对女性造成以下心理影响：

1. 担心以后不能再生育。
2. 情绪忧郁、悲伤。
3. 产生孤独感、迷惑感以及精力难以集中。
4. 焦虑症、暴躁、易发怒。
5. 失眠、做噩梦或睡眠不规律。
6. 产生压抑感。
7. 与周围人群关系疏远。
8. 维持互信互爱关系的乏力感。
9. 对未来感到渺茫和产生徒劳感。
10. 对先前喜欢的活动兴趣减弱。
11. 有产生自杀想法的可能。

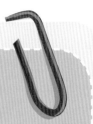

人工流产手术后的注意事项

　　人工流产手术是对女性身体一次全方位的伤害，手术后需要特别注意自我保健。人工流产手术后，女性的身体免疫力会下降，子宫内膜会有创伤，子宫颈口也会松弛和张开，如果阴道内细菌或外部细菌进入子宫腔，就非常容易引起感染。因此，女性在人工流产手术后要特别注意保持外阴的清洁，每天需要用温水清洗，并且手术后1个月内不能盆浴和禁止性生活，以防止生殖道感染。同时，避免身体受凉，尤其要注意腰腹部和下肢的保暖。

　　女性在人工流产后可以多吃鸡肉、瘦肉、鸡蛋、牛奶或豆制品等高蛋白食物，多喝开水和补充维生素，多吃新鲜水果和蔬菜。不宜吃桂圆、荔枝、人参、阿胶、铁皮石斛、辣椒、生姜、胡椒、螃蟹、田螺、河蚌等食物，以免延长出血的时间。

　　女性在人工流产手术后应休息2～4周，并在人工流产手术后1个月到医院检查康复情况。

后 记

　　避孕是陪伴每个女性一辈子的大事情，也是夫妻享受"性福"的重要基础。

　　由于写作时间仓促，书中的内容难免有不足之处。如果您对本书内容有不同的意见或疑问，请随时联系作者。我们愿意为正在寻求避孕方式而感到恐惧和无助的人们提供更多帮助。

　　健康科普宣传教育是一项巨大的社会工程，需要每个人参与，以"人人为我、我为人人"的心态一起传播正确的知识和理念。因此，我们也邀请您加入传播者的行列，将您的收获分享给身边需要帮助的人。

蔡玉群、徐世旺、

［德］伊丽莎白·莱特－宝拉

2019 年 10 月

参考文献

［1］伊丽莎白·莱特－宝拉. 探索身体的密码［M］. 徐世旺，译. 杭州：浙江人民出版社，2017.

［2］徐世旺. 避孕改变一生［M］. 成都：四川科学技术出版社，2013.

［3］程利南，徐晋勋. 安全避孕：就这么简单［M］. 上海：上海科学技术出版社，2011.

［4］徐国萍，张秀梅. 性激素治疗与血栓形成［J］. 河北医药，2007，29（11）:1247-1249.

［5］Raith-Paula E，Frank-Herrmann P，Freundl G，et al. Natürliche Familienplanung heute［M］. Berlin Heidelberg：Springer，2013.

［6］Zervomanolakis I，Ott H W，Müller J，et al. Uterine mechanisms of ipsilateral directed spermatozoa transport：Evidence for a contribution of the utero-ovarian countercurrent system［J］.Eur J Obstet Gynecol Reprod Biol，2009，144（Suppl 1）：S45-S49.

［7］Holly Grigg-Spall. Sweetening the pill［M］. Ropley：Zero books，2013.

［8］Freundl G，Frank-Herrmann P，E. Godehardt E，et al. Retrospective clinical trial of contraceptive effectiveness of the electronic fertility indicator Ladycomp/Babycomp［J］. Advances in Contraception，1998，14（2）：97-108.

［9］John R Lee，David Zava，Virginia Hopkins. Breast cancer：how hormone balance can help save your life［M］. New York：Hachette Book Group，2003.

［10］Baxter S，Prior J C The estrogen errors：why progesterone is better for women's health［M］. Santa Barbara：Praeger Publishers，2009.